中原历代中医药名家文库

现当代卷

张磊

主审◎张磊

主编◎孙玉信

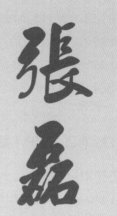

总主审◎毛德西

总主编◎郑玉玲　朱光

副总主编◎禄保平　张瑞　金杰　常学辉

河南科学技术出版社
·郑州·

内容提要

本书是对国医大师张磊教授学术思想和临床经验的系统总结，全书共分七章，第一章医家传略介绍了张磊教授的成长历程及70余年的从医之路；第二章主要介绍张磊教授的学术思想，特别是"动""和""平"观及辨证思维六要；第三章介绍了临床经验精粹，特别是八法和经方、时方论治；第四章介绍了张磊教授的方药心悟，均为其多年临证用药总结；第五章是诊余随笔，主要是对中医学术发展的一些思考；第六章是养生杂谈，是张磊教授养生心得；第七章是弟子感悟，主要收录了一些张磊弟子跟师心得与收获；书末附有张磊年谱。读者参阅本书，不仅能学习到张磊国医大师的学术思想和临证经验精粹，更能领会到他"大医精诚"的高尚医德。

图书在版编目（CIP）数据

中原历代中医药名家文库. 现当代卷. 张磊 / 郑玉玲，朱光总主编；孙玉信主编. —郑州：河南科学技术出版社，2019.10

ISBN 978-7-5349-9514-9

Ⅰ. ①中… Ⅱ. ①郑… ②朱… ③孙… Ⅲ. ①中医临床—经验—中国—现代 Ⅳ. ①R249

中国版本图书馆CIP数据核字（2019）第075727号

出版发行：河南科学技术出版社

地址：郑州市郑东新区祥盛街27号　　邮编：450016

电话：（0371）65788613　　65788629

网址：www.hnstp.cn

策划编辑：马艳茹

责任编辑：邓　为

责任校对：崔春娟

整体设计：张　伟

责任印制：朱　飞

印　　刷：洛阳和众印刷有限公司

经　　销：全国新华书店

开　　本：787 mm×1092 mm　1/16　　彩插：24　　印张：12　　字数：200千字

版　　次：2019年10月第1版　　2019年10月第1次印刷

定　　价：80.00元

如发现印、装质量问题，影响阅读，请与出版社联系并调换。

中原历代中医药名家文库·现当代卷

张磊

主　审　张　磊

主　编　孙玉信

副主编　马　琳　张西洁

编　委（按姓氏笔画为序）

马红丽　任聪颖　孙华妤　杨　雪

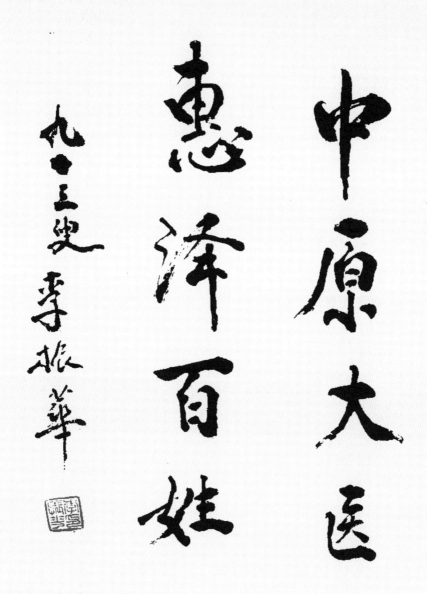

中原大医

惠济百姓

九十三史 李振华

国医大师李振华题词

张磊教授简介

张磊，主任医师，教授，第三届国医大师，第二批全国名老中医专家学术经验继承工作指导老师，河南中医药事业终身成就奖获得者。幼上私塾，诵读经史，受儒学之熏陶，崇尚致中和平，具备了高尚的医德，奠定了深厚的古文基础。18岁师事于当地老中医张炳臣门下，出师后，悬壶故里，1952年加入联合诊所，1953年参加区卫生所工作，1958年考入河南中医学院本科，6年后毕业留校任教，历任教研室主任，医教部副主任，教务处副处长、处长，河南省卫生厅副厅长，河南中医学会会长，中药学会会长，《河南中医》编委，《中医研究》顾问，河南省中药新药评审委员会委员。国家二部一局第二批师承制导师；系国家"十五"攻关"名老中医学术思想、经验传承研究"课题的名老中医。2017年被评选为"感动中原"十大年度人物。先后在杂志上发表了多篇学术论文，注释《产鉴》一书，著有《张磊医学全书》《张磊临证心得集》《张磊医案医话集》等书，《张磊学术思想及临床经验》获2009年度中华中医学会科学技术奖二等奖。

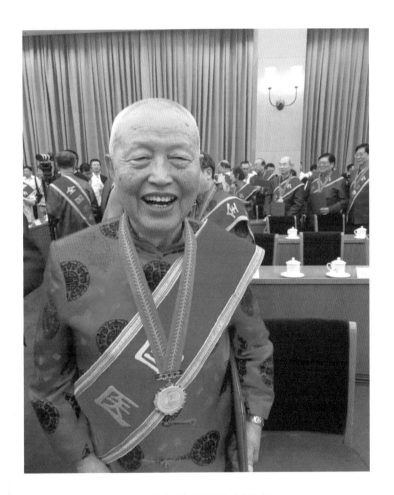

张磊教授获国医大师称号

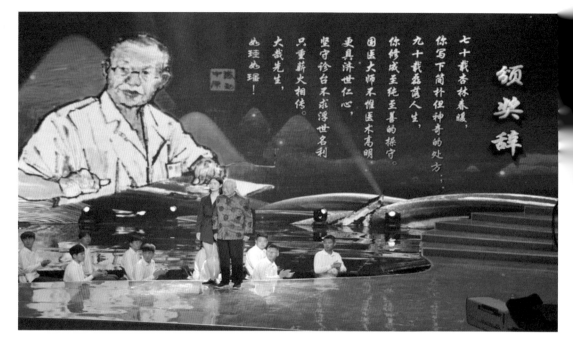

张磊教授获2017年"感动中原"十大年度人物

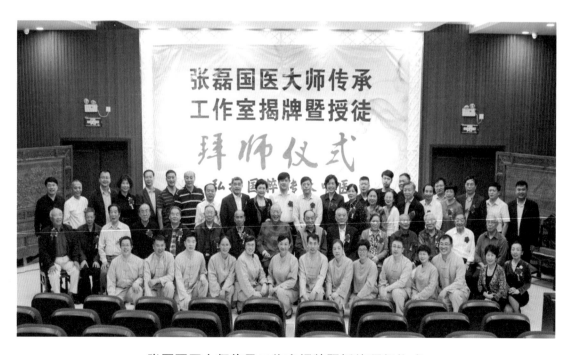

张磊国医大师传承工作室揭牌暨授徒拜师仪式

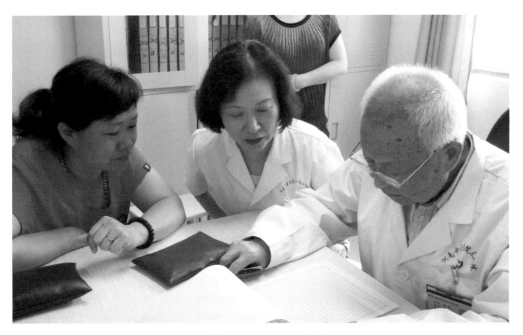

张磊教授在诊室为患者治病

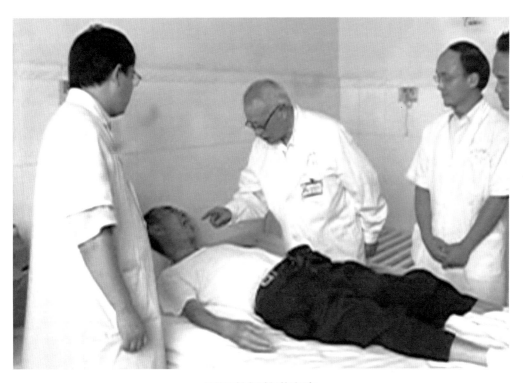

张磊教授教学查房

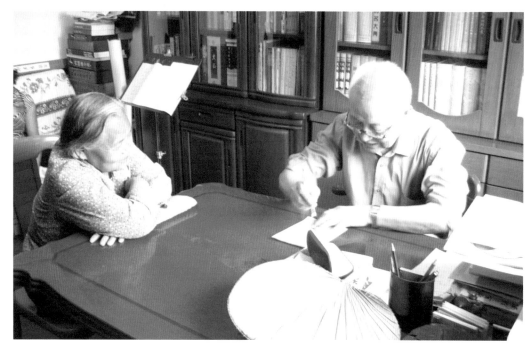

医院大诊室　家中小诊室

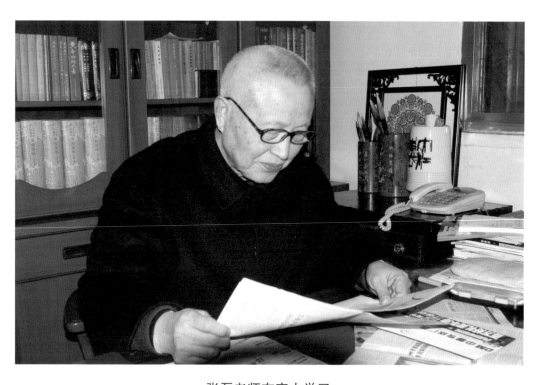

张磊老师在家中学习

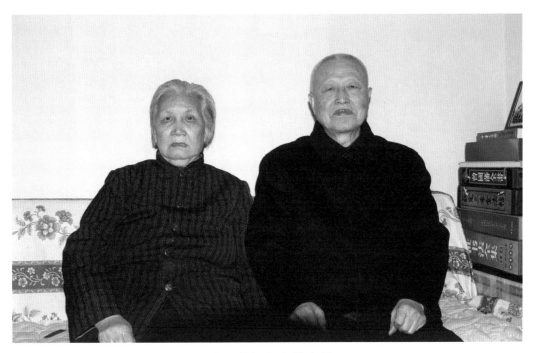

张磊教授与老伴合影

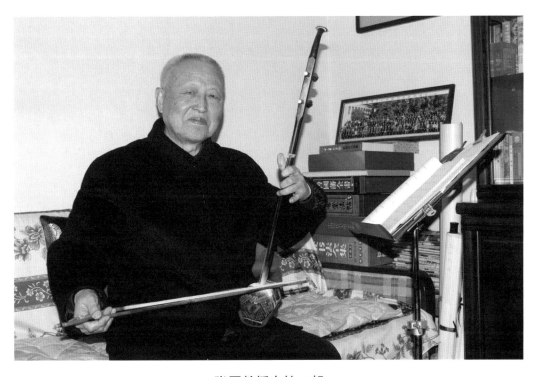

张磊教授在拉二胡

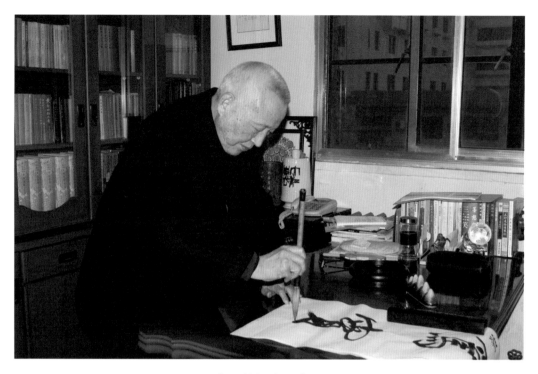

张磊教授在练书法

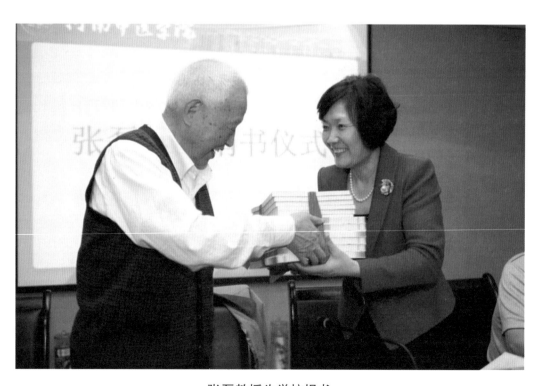

张磊教授为学校捐书

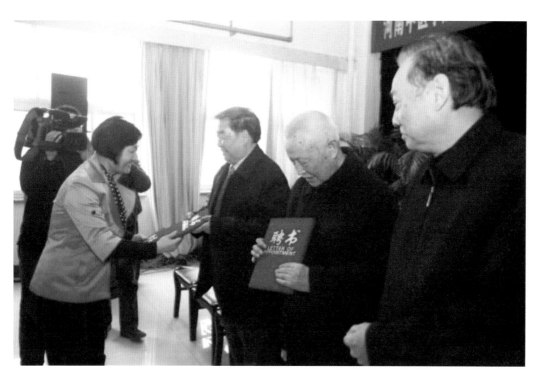

张磊教授受聘为仲景传承班指导老师

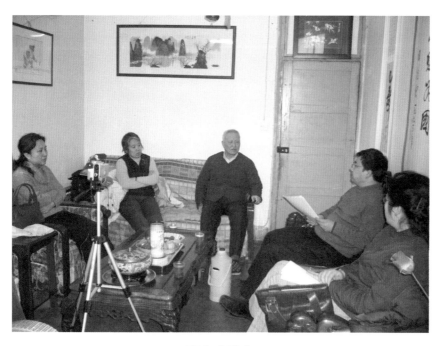

家中座谈会

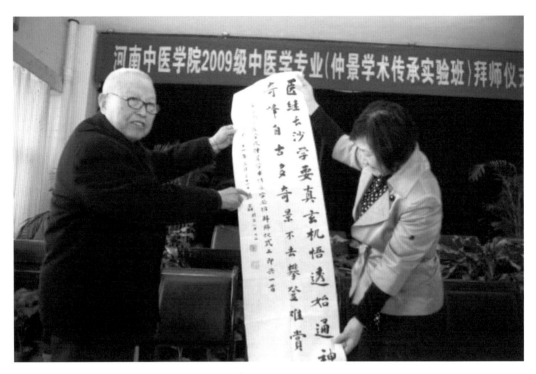

为仲景班题词

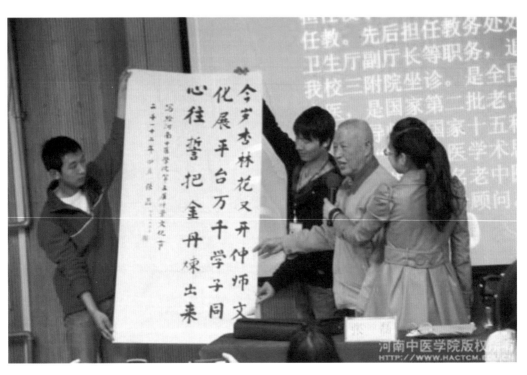

为仲景文化节题词

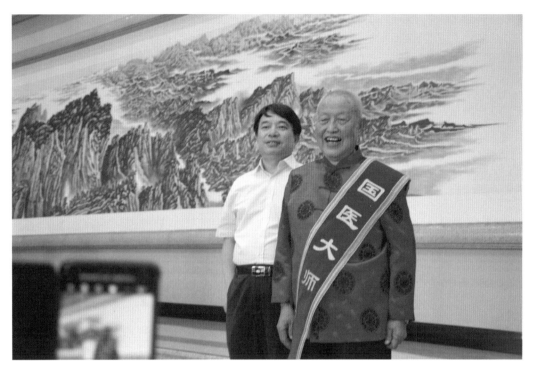

张磊教授与本书主编孙玉信教授

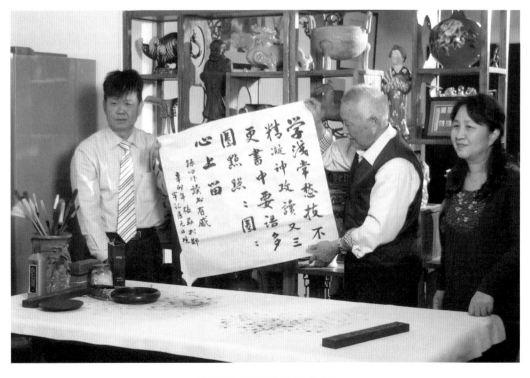

张磊教授写诗勉励弟子

序

  中医药学历史悠久，源远流长，涌现出灿若繁星的医药学家。正是由于他们的辛勤耕耘与绵延传承，才使得中医药学在世界医学体系中独树一帜，影响寰宇并造福人类。

  河南地处中原，人杰地灵，是中华民族优秀文化的重要发祥地之一，自古及今医药大家更是层出不穷。诞生于河南南阳的张仲景，被后世尊崇为"医圣"，以其巨著《伤寒杂病论》及其独特的辨证论治思维，深远地影响着中医学的传承与发展，至今仍然在指导着中医理论研究与临床实践。其后，河南历代名医名著辈出，比较著名的如褚澄的《褚氏遗书》、王怀隐的《太平圣惠方》、郭雍的《伤寒补亡论》、张子和的《儒门事亲》、滑寿的《十四经发挥》、李濂的《医史》、景日昣的《嵩崖尊生书》、吴其濬的《植物名实图考》、杨栗山的《伤寒瘟疫条辨》等，对中医药学的发展和提高，发挥了承前启后的推动作用，产生过重要影响。

  新中国成立以后，河南的中医药事业又得到了长足的发展，在业内占有较重要的地位。著名中医学家李振华是第一批国医大师，我与他交好多年，深知他理论功底深厚，临床经验丰富，治学严谨，桃李遍天下，他对河南中医药学的教育、科研、临床工作，做出了非凡贡献；还有石冠卿、吕承全、赵清理、邵经明、杨毓书等，都是闻名全国的中医药学家。

  中医药这一伟大宝库有三个组成部分：浩如烟海的典籍，名老中医的经验，民间的验方绝技。其中名老中医的经验是最接近临床实践的，是理论与实践相结合的典范，也是我们亟待传承的中医精华。而随着时间的流逝，名老中医越来越少，中青年能用中医思维去认识疾病、防治疾病的也越来越少。所以现在的问题是抓紧将这些名老中医的经验继承下来，学习他们的学术思想，学习他们的临床经验，学习他们的医德医风。这是时代的需要，是发展中医的需要，是培养年轻一代名中医的必由之路。

  我过去曾讲过要做一名"铁杆中医"，有人对此产生误解，认为这是保皇党、保守派。我所说的"铁杆中医"，就是要立足自身，坚信中医，坚守中医，同时要做好与现代尖端科学的结合。中医本身就是尖端科学，两个尖端科学结合，那就是更好更高的医学。中医药在治疗SARS中的作为、国医大师王绵之教授对航天员的养生调护及其特效药用于航天员，这不是很能说明一些问题吗？我所说的"铁杆中医"，不是不学习科学，而是要站在现代科技的尖端上面，这样结合，中医就会发展。我们应该相信，只要特色不丢、优势常在、传承不息，中医药必将为呵护人类健康再立新功。

要学习好中医，就要从经典入手，因为经典是中医学之根，是后世各家学说之源头，必须下一番功夫才能学好。"不经一番寒彻骨，哪得梅花扑鼻香"！而要学习好经典，还必须注重临床实践。老百姓之所以对中医信赖，是因为中医疗效是肯定的，是经过几千年临床实践所证明了的。临床实践是中医的生命线，离开临床实践，就无从证明中医理论的正确性。中医学的方法论，是完全符合唯物辩证法的实践论、符合哲学的系统论的。

十年树木，百年树人。要发展中医，就要抓紧抢救老中医学术经验，许多老中医带徒，办名医传承班，这是很好的传承方法。抓紧时间整理老中医的经验，上对得起祖宗，下对得起百姓，这不但是对中医学术发展的贡献，也是对人们健康事业的积极奉献。希望更多的名老中医毫无保留地将自己的学术经验撰写出来，传承下去；也希望更多的中青年学子虚心地、踊跃地加入师承的队伍，使岐黄之术薪火相传，不断发扬，更好地为全人类的健康服务！

说起来，我在河南有两位祖宗，一位是医圣张仲景，算是我们中医人的共同祖宗；一位是邓氏的祖宗，邓氏祖地在河南邓县（现邓州市），从中原南迁广东珠玑巷，我是第25代，500年前我们是一家。所以我对河南有一种自然的亲切之感，对河南中医更是有着特别的关注之情。

今闻河南同仁计划编纂《中原历代中医药名家文库·现当代卷》，我非常高兴，这不但是河南中医界的盛事，也是我们国家中医界的盛事。这部巨著，是为名老中医学术经验的传承做了一件大好事，值得庆贺。在其出版之际，聊述几句，以表一位期颐老者的意愿心境。

是为序！

国医大师 邓铁涛
2017年11月

前　言

中华医药，肇之人祖，岐黄问对，仲景垂法。

中原大地，是中华灿烂文化的重要发祥地，也是中医药文化的发源地、医圣的诞生地。在这片沃土上，有两部著作名垂青史，流传千古。一部是《黄帝内经》，它是中医学第一部经典大作，为中医学的传播与发展奠定了理论基础。其具体编著者虽无可考，但与中华民族的先人——黄帝是密不可分的。书中采用黄帝与大臣岐伯等对话的方式，对人类生命科学进行了详尽而科学地讲述。而黄帝出生于河南新郑，他的智慧使得中医药学跻身于世界医学之林。另一部是《伤寒杂病论》，该书创立了中医基本理论与临床实践相结合的辨证论治体系，为中医临床学科的发展开辟了无限法门。其作者是东汉时期河南南阳人士张仲景，他的治学态度是尊重先人，尊重实践，独立思考，敢于创新，用他的话说就是"勤求古训，博采众方……并凭脉辨证"。书成之后被奉为中医经典之作，张仲景则被后世尊为"医圣"，为人们所景仰。

继"医圣"张仲景之后，中原大地以其悠久的历史及丰厚的文化底蕴，为中医药事业的继承与发展做出了卓越贡献。当我们站在黄河岸边回溯历史的时候，历代名医包括他们的名著犹如灿烂的星光闪烁在我们面前。比较著名的如南朝时期的褚澄与其《褚氏遗书》，隋代甄权与其《针经钞》，唐代孟诜与其《食疗本草》，宋代王怀隐与其《太平圣惠方》，金代张子和与其《儒门事亲》，元代滑伯仁与其《十四经发挥》，明代李濂与其《医史》，清代杨栗山与其《伤寒瘟疫条辨》、吴其濬与其《植物名实图考》等；还有近代陈其昌与其《寒温穷源》、陈青云与其《痘疹条辨》、刘鸿恩与其《医门八法》、龙之章与其《蠢子医》等，他们为河南乃至全国中医药事业的发展与提高做出了不可磨灭的贡献。

目光回到新中国成立以后，河南中医药事业得到了长足的发展。随着河南中医药大学（原河南中医学院）以及各级中医院的先后建立，一大批名家出现在教学与临床岗位上，他们为河南中医药的教育、医疗和科学技术的发展，倾尽全部心血，可谓"鞠躬尽瘁，死而后已"。他们中的杰出代表有国医大师李振华，国家级名医石冠卿、赵清理、杨毓书、高体三、吕承全、邵经明、武明钦、郭维淮、乔保钧等。他们秉承张仲景、孙思邈"大医精诚"之旨，怀仁心仁术，志存高远；为人民服务，任劳任怨；教年轻学子，挑灯备课；为病人除恙，废寝忘食；他们学术渊博，通晓经典，经验丰富，技术精湛；他们在百姓心中，犹如华佗再世，高山景行。他们教书育人，桃李满天下，我们为有这样的先辈、老师，感到骄傲、自豪。

时光荏苒，岁月飞逝。一批老前辈已经驾鹤西去，健在的专家、学者多已垂垂老矣。如何将他们的学术思想与临床经验记载于史，传给后人，将是摆在我们面前的迫切任务。我们要以抢救"国宝"的紧迫感去承担这项任务，以完全敬畏的心态去承担、去做事。初步统计，急需整理的全省著名专家约有近百名，我们将分批整理，全部出版问世大约五六年时间。这次整理工作必须以严谨的科学态度，精细的工作程序，一丝不苟地去设计，去编撰。要坚持"信、达、雅"的写作态度，做到内容准确可信，行文畅达通顺，词语得体文雅。而要做到这一点，认真是第一位的。正如中医大家岳美中先生在《名老中医之路》第二辑"序"中说，对于编辑老中医经验这样的书，要有"手里如同捏着一团火"的责任心，看准了的事就要做到底，做出成果来，精心设计，虚心征求、细心组织。

对于本丛书的学术与临床价值，我们总编委员会在召开第一次会议的时候，就有所评议。这种评议是从上世纪八十年代出版的《名老中医之路》谈起的。当时中医宿老吕炳奎在该书"序"中写道，"这有利于鼓励广大青壮年中医师进一步下苦功深入研究和精通中医药学，有助于当今一代名中医的成长，而这正是青壮年同道们应当努力的方向"。该书"编者的话"中谈到，这样的书有利于一代新名医的成长，有利于改善中医教育工作，有利于中医学术"与时俱进"地发展。反复阅读老前辈的话语，如同当面教诲，沁人心脾。本丛书虽然只是记载河南省现当代名医的经验，但它的影响会波及全国，甚至于海外。这对于传承中医、培养中青年中医名家，是教科书，是经验书，是师承必读之书，必将在河南中医药事业发展史上留下浓墨重彩的一笔。

对于本丛书的编写与出版，还有一位老人在默默地关心着，他就是为这套丛书作序的国医大师、年高一百零一岁的邓铁涛教授。丁酉初秋，在总主编郑玉玲教授的带领下，我们一行四人南下羊城，专程拜访了邓老。当天上午十时许，邓老在其子邓中光教授的搀扶下，高兴地在客厅接见了我们。只见邓老红光拂面，精神矍铄，在我们问候邓老之后，邓老开口道："丛书进程如何？"又问道，"何时可以出版？""希望这套丛书能走向全国！"邓老的关心使我们非常感动。回郑后，总编委员会及时召开了会议，对邓老的关怀做了传达。并表示，不辜负老前辈的关心与期望，希望尽快能让邓老看到这套由他作序的丛书。

在此，谨对邓老表示诚挚的谢意！并遥祝邓老椿龄无尽，福寿康宁！

同时，对河南中医界的老前辈，关心中医药事业发展的老领导，关心、参与丛书编著、出版的同仁，表示衷心的感谢！

《中原历代中医药名家文库·现当代卷》总编委员会

2017 年国庆

目　录

第一章

医家传略

幼承庭训　长而学医

1929年，张磊出生于河南省固始县。

固始县，位于河南省东南端，豫皖两省交界处，南依大别山，北临淮河，是远近闻名的鱼米之乡，被称为"北国江南"。固始自古文风昌盛，历史文化积淀深厚，名家辈出。

春秋名相孙叔敖就是固始人，司马迁在《史记·循吏列传》中把他列为第一人。

唐高宗时的陈元光是今固始陈集乡人。13岁领光州乡荐第一，14岁随伯父入闽，增援其父平息泉、潮间"蛮獠啸乱"。陈元光治理漳州，主张民族团结，建章立序，保持社会安定；兴修水利，发展农业；兴办教育，培养人才，功勋卓著。宋代，陈元光被追封为"开漳圣王"。2004年，建于固始县城中心以陈元光名字命名的陈元光广场投入使用；2006年，陈元光雕像落成，成为广场标志性建筑。

吴其濬，今固始城关人，清代河南唯一状元，一生"宦迹半天下"，曾任兵部左侍郎、户部右侍郎，湖广、云贵总督，湖南、浙江、云南、福建、山西巡抚。吴其濬还是一位伟大的植物学家，著有《植物名实图考》，收录植物1714种；《植物名实图考长编》，收录植物838种。

先后收复台湾的郑成功、施琅，俱是固始南迁后裔：郑成功入闽先祖为唐末随王审知入闽的郑可远，其为固始县上郑庄人氏；施琅先祖施炳，为南宋高宗朝评事官，于孝宗元年自固始县施大庄（今郭陆滩镇青峰村）南渡入闽，为浔海施氏始祖。

据著名爱国华侨领袖陈嘉庚族谱记载，陈嘉庚先祖陈煜于南宋末年避乱入闽，到陈嘉庚为第19代。陈嘉庚在《南侨回忆录》第218节《河南是故乡》中自述："余先祖原籍河南光州固始人，数百年前迁移福建……"

家乡清隽的山水、悠久的历史，孕育了张磊温润如玉的性情和丰厚的人文积淀。

11岁时，幼承庭训的张磊入读本地私塾，先后师从丁寿臣、耿介卿两位先生。

私塾是私家学塾的简称，是开设于家庭、宗族或乡村内部的民间幼儿教育机构。古时，一般称私塾为学塾、教馆、书房、书屋等，很少把"私"和"塾"两个字直接连起来使用，"私塾"成为一个社会常用词汇是近代以后的事情，以示与官立或公立新式学堂的区别。

当时私塾的教育方法，基本是因材施教，因人而异。十几个学生，不但可以分别按不同程度读不同种类的书，比如三个读启蒙读物如《三字经》《千字文》的，两个读《论语》的，两个读《孟子》的，三个读《诗经》的，两个读《左传》的……都可以同在一个老师的教导下，在一个房间中共同高声朗读。同时同读一种书的学生，教师也可以按他们不同的智慧、记忆力、理解力分别安排读不同数量、不同进度的内容。

张磊在跟随耿介卿长达六年的寒窗苦读生涯中，接受了完整的"包本"教育：每天第一件事就是背书，把书里的内容背下来，以待先生检查。每本书要从头到尾，一字不漏，一字不错地诵背下来，老师才允许你读下一本（换新书）。读到一定时候才给开讲，并逐步教你写律诗和文章。

在诵读完《三字经》《百家姓》《千字文》《唐诗》《大学》《中庸》《论语》《幼学琼林》《诗经》《孟子》《左传》《古文观止》《左氏春秋》《东莱博议》等书的基础上，张磊又跟随耿介卿先生学习写作文章，从作"对"到作诗等。

这些积淀，为张磊日后学习中医，奠定了良好的国学基础。因为文是基础，医是楼。有句俗语说"秀才学医，笼中抓鸡"，意思是具备深厚的传统国学根底，对中医的理论知识、思辨特点、认知方式及道德修养等的理解就易如反掌了。

中医辨证论治的治病原则就是辩证唯物主义哲学，只有通晓国学经典后，才能通晓中医典籍大义，进而悟出中医的辨证治病哲学理念。因此，北宋伟大的政治家范仲淹在谈到读书人的未来时就说："不为良相，便为良医。"

明代中后期新安医学大家徐春甫在《古今医统》一书中曾感慨、强调："医术动关性命，非谓等闲。学者若非幸好专志，难臻其妙……如汉之张仲景，晋之葛洪，齐之褚澄，梁之陶隐君，非不服儒有才有行。吾闻儒识礼仪，医知损益。礼仪之不修，昧孔孟之教；损益之不分，害生民之命。儒与医岂可轻哉！儒与医岂可分哉！"

自古至今，张仲景、皇甫谧、孙思邈、朱丹溪、李时珍、叶天士、陈修园、张锡纯、岳美中等彪炳史册的名家大医无一不是饱学之大儒。

1925年，25岁的教书先生岳美中由于肺病，被当地医院诊云："肺病已深，非短期可治。"床笫呻吟之中，岳美中萌发了学习中医的念头，欲图自救。后不仅肺病竟获痊可，还悬壶济世，成为一代中医大家。岳美中一生读书颇丰，经史百家，靡不殚究，几十年的生活，基本上是"日理临床夜读书"。临床常无暇日，读书必至子时。他在总结自己的学医经验时，曾说："我习医之后，半是积习，半是追求，研读文史和爱好旧诗词的兴趣一直很浓厚。习医之余，喜读《二十四史》。对六经、诸子、宋明学案以至佛教、道教的主要著作，都做过一些涉猎。兴之所至，还习作了一千多首诗词。回顾起来，由这些爱好中得来的一定的文史知识和修养，对中医的学习和长进，也并非全无益处。"

要想对经典医籍的研究深入一些，就非要有一定的国学根底、文学知识不可。

17岁时，受传统"包本"教育长大的张磊"下学"（方言，即"毕业"）出馆教书。第二年，拜当时乡里名医、50多岁的张炳臣为师正式学医。

师承，是传统的中医教学方式，承载了中医文化教育的魂脉，是培养中医人才不可或缺的一种形式。"古之师承，有业师授受、家学相传、私淑遥承多种，其间名家辈出，学派流衍，卓有建树者甚多，或续其余绪者，或与师齐名者，或青出于蓝而胜于蓝者，皆源远流长，蔚为大观"。

回顾古今的名医成长之路，无不是经历了跟师学习以及"勤求古训，博采众长"的方式产生。扁鹊有长桑君传授的"禁方"和"饮上池之水"的经验；当时已经成为名医的朱丹溪，仍然数次往返、长途跋涉方拜得罗知悌为师，并虚心学习老师的诊疗经验，"诸家方论，靡所不通"，最终成为金元四大家之一。中医传承源远流长，绵绵不断越数千年，师承为其关键。或口传心传、耳濡目染，或著书教习，不仅使中医得以延续，而且在传承中代有发展。

张磊的学医之路是从背诵、研习《汤头歌诀》《药性赋》《濒湖脉学》《黄帝内经》《伤寒论》《金匮要略》《难经》等中医基础理论、古籍经典开始的。其间，由于张磊之前教的学生家长不愿易人，恳他继续执教，为了生计，张磊便遵父嘱在家附近借房设塾，兼做了两年教书先生。白天，讲"四书五经"之外兼跟师侍诊；晚上攻读医书，思索日间的医案。

张磊好学，除跟师张炳臣外，他还经常向乡里的田泽轩、桑华国两位老中医商问、讨教。田泽轩、桑华国当时都已经五十多岁，对爱学习的张磊也颇为喜爱，张磊上门讨教，他们都愿意与之探讨。尤其是桑华国，更没有门派观念，不仅倾囊相授毕生所学，还把自己手抄医书《喉科枸指》赠与张磊，供他习医参考。

悬壶乡里　济世活人

1949年，张磊出师，正式行医。有一次，张磊遇到了这样一个病例：一位陈姓患者，阴囊肿大如茄子，舌苔厚腻，卧床不起，十余日大便未行，痛苦不堪，曾经两位中医治疗无效，乃邀张磊诊治。据其脉症，张磊认为这位患者为肝经实火所致，便投以当归芦荟丸方，重用麝香四分（按现在计算为1.2g），服两剂大便通，阴囊肿消而愈。经此病案，张磊名声大震，乡里皆知。

1952年，在当地已经小有名气的张磊加入了镇里的联合诊所工作。联合诊所全称是"固始县泉河区第一诊所"，地址就在藏集街上。当时诊所医生虽不多，共九位（加上张磊在内），但都是当地名老中医，经验非常丰富。所长是张炳臣的儿子——张绍臣，余为：戴鑑周、胡子斌、姚松樵、李阶安、田开学、戴干臣、徐庆元。

在联合诊所，张磊向这些基层老中医学了不少实用知识。有一次，他碰到了一位子肿患者，当时患者已经怀孕7个月，症状比较奇特，自双足向上肿，逐日向上肿一段，当地人传言：待肿到胸口时，患者必不能活。张磊出诊至其家，见患者已肿至腹部，而且肿到哪里，痛到哪里。经张连方（张磊原名）用药却无效，遂请所内一位老中医治疗。结果，只一剂药，患者的肿便不再扩大、延伸，再服一剂，肿消。

"予观其方，除利水药外，用了一味大黄，这就是基层老中医的胆识与经验，对我启发很大。这位老中医对我说，只利水没有大黄推荡，使之下行，难以遏制其上行之势，正所谓'有故无殒，亦无殒也'，当时，我就缺少这种胆识和经验。"

张磊还从戴鑑周那里得到了他的"秘密武器"五香丸的配方。戴鑑周擅内、外、妇、儿全科，专攻痘疹，多年的乡村行医经验让他发现了汤药的一个盲点：望闻问诊后，要先开药方，走十几里路抓药后，再煎药，而煎药一般至少需要半个小时，急症患者一时半会儿是吃不上药的。汤药在这期间，对一些急症的处理就明显滞后了。于是，他根据经验配备了一些急症丸药，出诊时随身携带，既能快速处理一些疼痛、发热急症，又能为接下来的治疗争取时间，方便、实用，且药到病除。看到年轻好学的张磊，戴鑑周总会想起年轻时的自己，因此与张磊颇为投缘，很喜爱张磊，便把自己的"独门暗器"之一五香丸的配方传给了张磊。

五香丸传到张磊的手里后，他又根据自己的行医特点，把丸剂改为散剂，屡用屡效。

数年的基层行医经历不仅令张磊见识到了很多病症，特别是一些怪病，学习、积累了很多临床宝贵经验，也令他对农村的经济状况、疾病种类、药品需要等，获得了不少经验。同时从读书的感悟、临证的效失、病家的愁乐之中，进一步体认到中医学术对社会人群的作用，找到了一个医者的价值所在：上可以疗君亲之疾，下可以救贫贱之厄。这一切都益发坚定了张磊终生从医、济世活人的决心。

1953年11月，张磊被调到固始县郭陆滩区卫生院工作。郭陆滩区是个大区，下设四个乡，卫生院内有中医也有西医，是一家全民所有制综合性医院，张磊是双肩挑着行李步行去报到的。报到后，被分在了药房工作。

1956年，张磊被调往固始县黎集乡卫生院任副院长（当时无院长一岗，由张磊主持工作）。黎集乡卫生院中西医均有，以中医为主，设有病房，但住院患者甚少，主要是以门诊和出诊为主。除处理日常行政事务外，张磊把大部分时间和精力都放在了为乡民诊病和研究医术上。1957年，麻疹大流行，张磊背着药箱下乡住了一个多月为乡民诊病，教乡民如何简易防治麻疹。

此时，中医药受到了党和国家的高度重视，发展中医药，有步骤、有计划地整合中医药人才队伍，多种途径、有效培养中医药人才被纳入了国家规划。在先后开办了中医进修学校和中医进修班等不同层次的中医培训学校（班），并采取函授教育的形式对在职中医进行培训提高系列措施后，1956年，各地中医学院开始如雨后春笋般创建起来，卫生部在1958年组织编写了全国中医学院统一教材，并先后进行过4次修订，1959年制定了全国统一的教学计划，明确规定了中医院校的培养目标和课程设置。同时，尊重和大力提倡中医授徒这一特殊的中医人才培养方式。

张磊初学医时，正当青年，刀匕壶囊，黄卷青灯，用功不为不苦。然当时正值民国时期，是中医备受歧视之时，且因地处偏远，相当一部分乡村老中医治病以经验取胜，缺少系统的理论学习和明确的哲学思想作指导，张磊自觉临证愈久，愈觉医技有笨伯之处。而新中国成立后，中医药的发展迎来春天，因此，张磊萌发了继续求学深造的念头。1958年初夏，时任黎集乡卫生院副院长的张磊参加了河南中医学院（河南中医药大学前身）的招生考试。

囊萤映雪　精勤不倦

1958年8月底，张磊接到了河南中医学院的录取通知书。

对于张磊来说，河南中医学院的六年，是他对中医学有了全新认知的六年，也是对他人生有着里程碑式意义的六年。

河南中医学院创建伊始，从全省各地选调了一批人品学问俱佳、理验俱丰的名家为授课老师，其中就有石冠卿、黄养三、邵经明、张望之、赵清理等令今天的后辈看起来相当"奢侈"的豪华组合。

被誉为谦谦君子、苍生大医的石冠卿是国家首批选定的名老中医之一。7岁入私塾读书，国学基础深厚。18岁时投师于清丰县名医、清末廪生梁向荣门下学习中医，22岁悬壶乡里。临证每以小方轻药愈沉疴顽疾，疗效神奇。他用药力求"要而不繁，专而不杂"，每增损一药，必反复斟酌、丝丝入扣。所书处方少则五六味，多则八九味，鲜有超过十味者，尝谓："用药如用兵，贵精而不贵多。为医诊病，最忌广罗原野，以求侥中。"他认为方药精练，既可提高医生辨证的准确性，又能节约药物，减轻患者经济负担。

石冠卿从教时，正值中医高等教育刚起步，师资、教材均匮乏，他亲自撰写《内经素问选注》帮助学生研习《内经》，并为组建、发展中医基础理论、内经教研室（21世纪后更名为中医基础理论学科）呕心沥血，使该学科后来成为河南中医学院实力雄厚的学科。他治学严谨，教导学生要重视经典学习，精研《内经》，熟读《伤寒论》《金匮要略》；强调只有学有所本，探得真谛，理论透彻，才能辨证精确；了解诸家之长，博采时方，融会贯通，才能学以致用，用药灵活。

"文革"后国家恢复高考，中医教育有了研究生教育，石冠卿古稀之年，仍走西安、访成都、过重庆、抵武汉，调研兄弟院校情况，并亲自撰编研究生教材（该教材多年来一直为研究生内经课程教学施用），坚持为研究生上课，为河南中医学院"中基""内经"硕士点做了开创性的工作，被奉为业界楷模。

这组"豪华阵营"的老师们不仅自己治学严谨，教起书来也是相当严谨。非常强调学生要打好基本功，要有琅琅读书声，对经典重点条文皆要背诵。

也正是在老师们的循循善诱和严格教导下，数十年后，河南中医学院的58届学子出了不少享誉河南乃至国内的中医名家。

在这种积极的学习氛围中，抱着来河南中医学院深造学习、精进医技的张磊自感生逢其时，在正确的时间、正确的地点遇到了最合适的师长。

"风送竹簾来往忙，小楼雨后气生凉。芸窗静坐攻医典，银汉无声月转廊。"这首诗作于1953年，是张磊在夏日的一个雨后夜读时偶作的，恬淡、满足的心境跃然纸上。张磊入学时，已近而立，无论年龄还是记忆力，显然不占任何优势，要想不落队，唯有比他人多下苦功夫。他也深知，自己一人在外求学，父亲、妻子的付出及对自己的殷盼，学不好，将来都无颜回乡面对他们。因此，他常以"囊萤""映雪"的故事勉励自己刻苦读书。他在校园里捡了几块板材订了一张小板凳，每日凌晨四五点钟即起诵书，春夏就在校园的石榴树下、庄稼地里借着微弱的灯光背书，冬天就跑到学校露天的锅炉旁借光背书。

至今，张磊和同学"PK"汤头歌诀的故事仍被58级同学们引为趣谈。那是1959年秋，一个星期天，张磊和同学吕靖中相约在宿舍比赛背"汤头"，俩人整整比赛了一上午，最终，张磊以背出近500个"汤头"胜出，而"汤头"里除了课本上的，还有张磊自编的。

在河南中医学院"早临床、多临床"的提倡下，五年级时，张磊就和同学们一道开始阶段性实习，主要在当时中医实力较为雄厚的开封市中医院等地市中医院跟师实习。

新中国成立前，开封市作为河南省的省会和河南省政治、文化中心，中医资源丰富，实力也最为雄厚。张磊有幸跟当地石稚梅、王晓甫等好几位中医名家实习，自感"开眼"，学习并收获了很多宝贵经验。

张磊跟石稚梅（男）先生实习时，石先生已经六旬有余了。石稚梅先生家学渊源，父亲石一梅就是开封名医。石稚梅原来是开封市第一人民医院的大夫，开封市中医院成立后被调至开封市中医院工作。因为他名气大、老病号多，因此，他刚被调走时，开封市第一人民医院曾担心会影响医院病源，一直对外瞒着石稚梅调走这条信息。

张磊在石稚梅处跟师实习时，亲历了这样一个病例：一位三四十岁的妇女，体胖，畏寒，小便频数清长，曾在别处用温药数剂，无效，求诊于石稚梅。石稚梅望闻问切，而后让实习生开处方，实习生见这位患者怕冷，便断定她是虚症，用了温药。石稚梅笑了，他说此人有湿，应用健脾利湿的淡渗药。遂开药三剂。患者至家，服第一剂后，尿量即增大，三剂服完，病症全失。张磊深为叹服，后来张磊自创的临证八法中的"疏利法"就是在石稚梅的"淡渗法"上继承并发展的。

大学六年级时，由于张磊是学校的标兵尖子，年年都被评为"四好学生"、一等模范，所以被安排到当时条件最好的河南中医学院第一附属医院实习一年。在这里，他跟诊时间最长的老师是大名鼎鼎的内科专家郭亚夫。

郭亚夫辨证灵活，理验俱丰。他治疗舌面长期溃烂的口疮患者，只用干姜粉配茶涂以舌面，患者疼痛立即缓解，药到病除。郭亚夫向学生们强调：学习经典最终目的是为了参悟医理、理论联系实践，在临床上取得实际疗效；没有甘于寂寞的心境、吃苦耐劳的精神、锲而不舍的毅力，是不可能学好中医精髓，也不可能在临证时从容辨证。

六年的大学生活，张磊感觉自己在知识的海洋中无尽畅游，每一天都有新发现，每一天都有新感悟，每一天都在进步、成长。

传承岐黄　育人添薪

1964年，张磊从河南中医学院毕业并留校任教、临床，历任内经教研室主任，教务处副处长、处长，河南省卫生厅副厅长。

任教期间，张磊主讲内经、中基等课程，培养了18届优秀中医药本科毕业生、数以万计优秀的中医药人才。

20世纪80年代，时任卫生厅副厅长的张磊提出并力推"盖庙请神"计划，在各县建立中医院，引进优秀的中医药人才，有效提升了基层百姓的健康保障水平。

1988年，张磊退休后，依旧传道授业、答疑解惑，培养学术传承人59名。其中全国名老中医药专家学术经验继承人2人，全国优秀中医临床人才16人，河南省省级名中医9人，河南中医药大学第一、二、三附属医院及中医研究院"名医带徒工程"继承人32人。

张磊教学时，根据自己的学医心得，告诫学生：学医要先"明理"，求基本功之实、求读书之实。"读书人学医，是一条比较好的归宿之路，我走的就是这条道。医是传统文化的一部分，古来就有'大医必大儒'之说，我虽不是大儒大医，但也算初步进入了儒和医之门。各个门类皆有其术，只有术精，才能兴业，医也不例外。"

"医道精深学莫休，学如逆水荡行舟。书中要语多圈点，点点圈圈心上留。"这是张磊写的一首读书感悟。他提倡，书要多读、勤读，但要得读书之要。中医书籍汗牛充栋，不可能尽读，可以把自己要读的书，分为精读和粗读的两大类。粗读的书可以一览而过，精读的书则要口诵心惟，反复读，正如孔子所说的那样"学而时习之"。但精读的书也有粗读的部分，粗读的书也有需要精读的部分。这样，既能多读些书，又能收效好。

张仲景曾告诫："赍百年之寿命，持至贵之重器，委付凡医，恣其所措，咄嗟呜呼。"明代张景岳也曾说："病不贵于能延医，而贵于能延真医。"并对医术要求也有明确之言："医有慧眼，眼在局外，医有慧心，心在兆前。使果能洞能烛，知几知微，此而曰医。"因为医的对象是人，人的生命至贵，岂可忽乎者哉？因此，张磊作自诫诗云："日日年年诊事忙，遣方用药费思量。深知医道无穷尽，岂敢轻心妄自狂。"

2009年，张磊倡议"院校教育+师承教育"相结合的中医药人才培养模式，提出了"四重一突出"的中医药人才培养原则，积极推动河南中医学院（现河南中医药大学）设立"仲景学术传承班""中药传承班"和"平乐正骨传承班"，张磊担任师承老师，亲自授课。

张磊视徒若子，倾心相传，授学不吝，传技把手；闻者彻悟，学者尽得，也因此而桃李芬芳，名家辈出。目前河南中医药大学各附属医院有一半以上业务骨干是他的学生。徒弟孙玉信教授于2009年被评为"首届河南省名中医""全国第二批优秀中医临床人才"、国家"十二五"重点专科肝病科带头人。2017年，他又被授予"德才兼备、成就突出、有较高声誉和影响力"的"河南省优秀专家"称号；张登峰副主任医师成长为河南中医药大学第二附属医院的业务骨干。

中医学凝聚着深邃的哲学智慧、中华民族几千年的健康养生理念及实践经验，是中国古代科学的瑰宝，也是打开中华文明宝库的钥匙。

在泱泱华夏五千年的历史长河中，中华民族曾经历过多次威胁种族生存的瘟疫流行，在没有现代仪器可以帮助分析病菌类别，没有化学药物进行有效应对的情况下，正是靠着"悯生民之疾苦"的大医，靠着数百味、上千味的中草药的独特运用，靠着独具特色的中医辨证论治理论体系，才成功阻断无数次传染病的侵袭，并形成了迥异于世界其他地区的医学文化，取得当时世界上其他国家和地区无法比拟的医学成就，既保证了中华民族五千年的生生不息，也成就了我华夏五千年壮丽文明。

2016年2月3日，习近平总书记到江中药谷考察时再次指出：中医药是中华文明瑰宝，是5000多年文明的结晶，在全民健康中应该更好地发挥作用。同年2月14日，国务院第123次常务会议研究讨论了《中医药发展战略规划纲要（2016—2030年）》。这是继2009年4月出台《国务院关于扶持和促进中医药事业发展若干意见》后，又一次就中医药工作进行全面部署，纲要中强调，"到2020年，实现人人基本享有中医药服务，中医药产业成为国民经济重要支柱之一"的目标。

2016年岁末，酝酿30年之久的《中华人民共和国中医药法》审议通过，并于2017年7月1日起正式实施。这是中国制定的首部中医药综合性法律，提倡"让中医健康养生回归中国人的生活"，对全民大力发展中医药产业、促进民营中医药产业的发展是极大利好。

这一切，标志着我国已把中医药的发展列入了国家发展战略。

然而，中医药的发展，依旧存在隐忧。比如，中医在治疗危症、重症的长处，之所以得不到发挥，张磊认为，一是医院及患者对中医都有误解，不敢贸然用中医方法急救；二是有些中医还不够"铁"，导致了大家对中医的不信任。所以，中医药要想长足发展，当务之急就是解决中医后继乏人的忧患。"要多培养一批'上工'，才无愧于历史，无愧于后人"。因此，虽已耄耋之年，张磊依然坚持开展讲座、授课、带徒，希望可以为促进中医药和民族医药的继承保护，推动中医药文化科普知识、健康养生指导惠及更多的基层群众，为全社会"信中医、爱中医、用中医"尽一丝绵薄之力。

博极医源　悬壶精诚

　　近70年的行医生涯中，张磊在认真学习经典著作，广采众家之长的基础上，不囿门户之见，勤于临床实践，不断推陈创新，总结出"动、和、平"的学术思想、"辨证思维六要"的临证思维模式和独具特色的"临证八法"主张，广泛应用于临床，丰富和发展了中医学内科杂病辨证论治理论，闪耀着中医理论与百家融通的创新思维。

　　"动、和、平"的学术思想，即：和态下的运动发展观、和态失常的疾病发生观、病证变化的动态观、动态的和平辨治观、动态的求本治本观、临床用药的动和平观。"辨证思维六要"临证思维模式，即：辨证中之证与证外之证，注意其杂；辨静态之证与动态之证，注意其变；辨有症状之证与无症状之证，注意其隐；辨宏观之证与微观之证，注意其因；辨顺易之证与险恶之证，注意其逆；辨正治之证与误治之证，注意其伤。并形成独具特色的"临证八法"，即：轻清法、涤浊法、疏利法、达郁法、运通法、灵动法、燮理法和固元法。

　　"辨病机之要，调邪正之偏。轻病轻取，重病重求。攻邪勿伤正，扶正莫留邪。守法不泥法，有方若无方。"

　　张磊这种"动、和、平"的学术思想一直贯穿于临床的各个方面，且常收到较为满意的效果，主要体现在以下四个方面：

　　1.凡病必辨其偏。是偏胜还是偏衰，是气血阴阳的偏胜偏衰，是脏腑的偏盛偏衰，还是邪正的偏盛偏衰，偏盛偏衰到什么程度，如此等等，只有明其偏才能纠其偏，只有纠其偏，才能得其平。

　　2.凡病必辨其真。疾病千变万化，往往呈现夹杂现象，但皆有其真。所谓真就是疾病的本质，只有抓住其最本质的东西，遵循内经"谨守病机，各司其属，有者求之，无者求之，盛者责之，虚者责之，必先五脏，疏其血气，令其条达，而致和平"之旨，进行辨证治疗，才能治得其当，迎刃而解。

　　3.凡病必握其势。疾病是动态的，不同阶段，有不同变化，尤其是急性病变化更迅速，有些病在用药以后，往往有新的变化，症变治亦变，就是这个道理。

4.凡病必平其心。心，包括病人之心和医者之心。很多患者患病之后，思想情绪很不稳定。从临床上看，因郁致病者有之，因病致郁者亦有之，遇到这样的病人，医生要有"见彼苦恼，若己有之"之心，除开给有药处方外，还须开出无药处方，动之以情，晓之以理，使患者心得其平，才有助于患者治疗、康复。一位女患者，心情烦躁，寐少梦多。因夫病早逝，伤痛久不能平所致。复诊时张磊赠诗一首："陈罢病情述病因，病因不幸久伤神。应将往事全抛却，面对青山总是春。"又复诊时，患者果然心情大好。

治病用药如盘中走珠，因为疾病是动态的，若药不随病变而变，难免有"胶柱鼓瑟"之嫌。所以，张磊在"八法"之外，还总结了治疗内科杂病的"以常治杂""以奇治杂""以杂治杂""以简治杂""以守治杂""以变治杂"等诸多方法，始终把临证放在首位。

"熟读王叔和，不如临证多。"张磊则说："熟读王叔和，还得临证多。此谓临床之实。临床要走长征路，一步一个脚印，不能'理论一大套，看病汗直冒'，临床功夫是练出来的，要在'实'上下功夫。"

中医之所以经久不衰，疗效是根本。张磊认为，中医疗效之实是谁也不可否定的。医学科学讲究实事求是，来不得半点虚假，而衡量医生医疗水准的高低就是疗效这把尺子，尤其对于疑难病症和大症。既要防止"有方无药"，又要防止"有药无方"；既要防止药过于病，又要防止药不及于病。

妙术济世　高德化人

从医以来，张磊即以"方精、药少、量小、效奇"蜚声中原杏林，活人无数。

1988年，张磊从河南省原卫生厅副厅长的领导岗位退下来不到一周，就重新回到诊室为患者诊疗。当时，他还自作一首诗抒发自己的喜悦之情，诗云："退政谁云无事事，重操医技镜新磨。"

如今，虽已90岁高龄，张磊仍坚持每周一、三、五在河南中医药大学第三附属医院坐诊，是河南中医的"不老松"！4万余例保存完善的门诊医案，累计近

500小时的影像资料，记录了张磊习医以来的辛劳。

2008年夏季的一天，79岁的张磊看完最后一个患者，已经是下午2点钟了。在学生的搀扶下走到医院门口时，却被一位年过花甲的老人拦住了。老人说，女儿患狂躁型精神分裂症两年，为了给孩子治病都将家底掏空了，请张医生一定要救救她。

学生们都说，老师啊，这会儿身体都吃不消了，改天再看吧！老师却坚持要回诊室看病。等老师为老人的女儿开出处方，患者父女俩满意而归时，张磊却晕倒在了诊室。

后来，老人的女儿吃了药，日渐好转，每周都会来医院一次。张磊了解到她家情况比较困难后，决定为其免除挂号费。谁能想到，这挂号费一免，就是3年150多次！

50岁的娄女士来自平顶山，2016年初发现肺癌后，同年8月份到张磊处求诊。吃了大半年张磊开的中药汤剂后，不仅面色、体力较之前有明显改善，再做CT复查，病灶居然缩小了。她说，没想到中药这么神奇！

54岁的王女士，2010年被诊断为"克罗恩病"。现代医学认为这种病目前没有任何治愈办法，唯一的治疗手段就是把小肠一节一节截去，直至全部切除，但切除后的复发率仍然很高，死亡率也呈增长态势。在既没有治愈希望，未来也没有生活质量保障的极度颓丧心情下，王女士抱着试试看的心理，找到张磊求诊。

如今，七年过去了，王女士不仅保住了小肠、生活质量得到保障，而且面色红润精神爽。她说："没有张老师，我早就不在了。张老师开的药既便宜又有效，他简直就是一尊活菩萨。"

在国人的认知中，中医擅治慢性病，治急病则是软肋。张磊却用不少成功病案证明了中医不仅擅治慢性病，在处理急症方面也是颇有优势的。

2005年9月，一位高龄吴姓脑病患者被下了病危通知书，主治医生说，能不能脱离危险，就看他的造化了。患者儿子邀张磊往诊，张磊急用参附重剂，结果患者迅速转危为安。

"医生既要开好有药处方，又要开好无药处方，方为至善。"张磊认为，医生是治疗疾病的主动者，患者是被动者，医生对待患者要有仁慈之心、平静之心和平等之心，不要被势位富厚，贫贱丑陋所影响，更不能以术谋私。医德体现在各个方面，要落到实处。提倡"书要多读，理要精通，自知不足，勤学莫止。医德务必高尚，医术力求精湛。病人为本，热诚清廉"。

54岁的白女士，48岁时因患乳腺癌，求诊于张磊。张磊看患者精神郁闷，开了处方后，随手写了一首诗相赠："高山雪后着银装，明月清风相互彰。消去烟尘天朗朗，木兰跨马返家乡。"白女士没想到这位名医如此为病患着想，感动之余心情顿时平缓许多。再复诊时，病情也好了不少。

由于医好的患者太多，张磊被患者称为"一号难求"的"菩萨"，好多病患挂不上号，便集体跑到张磊家中求诊。从此，张磊家中便成为医院之外的"小诊室"，每天都有从省内外甚至海外慕名前来求医的患者。

凡上门求诊者，张磊皆不收诊金、不设药房，不问其贵贱贫富，长幼妍媸，普同一等；遇到贫困孤寡，张磊不仅为他们免费治病，还为他们掏路费、药费。

有一次，张磊中午坐完门诊回到家，已经1点多了。他前脚进屋，后脚就跟进来一个30多岁的女患者。"张医生，您吃完饭后给俺看看病吧，俺高烧十来天了，输液咋都退不下去，都快虚脱了……"原来，患者连着十几天高烧39到40摄氏度，试了各种办法都没用，就从平顶山农村一路转车来找张磊。等赶到医院时，张磊已经下班了，她便打听着跟到了张磊家里。

张磊一听患者情况，顾不上吃饭，赶紧招呼患者坐下，一番望闻问切之后，开出了柴葛解肌汤。患者下午到医院取了药，一剂药还不到10块钱。拿着药到郑州的亲戚家里煎服后，当天晚上，烧就退了。

还有一次，晚上9点多，一位严重大便不通、住院治疗一个月不见效、肚子胀得像面鼓的患者找到张磊家里求诊。张磊用药后，第二天，患者的大便就通了。

1500多年前，南齐褚澄说："世无难治之病，有不善治之医；药无难代之品，有不善代之人。"这不仅是对医者医术的考验，更是对医者医德的考量。

一位70多岁的女患者，2016年初颈部开始长疔疮，大医院跑了，江湖小偏方用了，钱花了不少，但没治好病。一年来，颈部始终处在反复起疱、反复溃烂中。求诊至张磊处，张磊只用雄黄、巴豆（不去油）、大黄三味药制成丸让患者服用，患者只花了6毛钱，痛苦了一年的疔毒竟然被彻底治愈。

同样是通乳，有些大夫大笔一挥就在处方上写上"穿山甲"一味，但张磊在治疗这种病时基本是用川芎、皂刺两味草药代替穿山甲，功效相当，但川芎与皂刺两味药的价格加起来却仅是一味穿山甲的零头。

一位12岁的小患者，从2016年10月开始，每天早上或晚上发烧，经当地医院抗生素等治疗无效后，又转至北京、上海以及河南省内各大医院检查、治疗，长达五六个月，前后花费数万元，各轮生化指标显示：未见明显异常，但孩子依然反复发热不退。转至张磊处，张磊先是用了小柴胡汤，后用升阳散火汤，15剂药下来，仅用一百多块钱，药到病除，孩子病愈。

张磊开药，秉承"尽量让患者花小钱能治病"原则，罕见人参、阿胶之类的补药，他惯用的一味"补药"只有党参，在他看来，党参补气之效与人参相当，且药价便宜，一般百姓都能用得起。

感于张磊常怀大慈、医者以术、济之以财、无欲无求、淡泊坦荡的大医情怀，河南省卫计委、河南省中医管理局曾在全省卫生系统开展向张磊等先进模范人物学习活动。

2017年6月，为表彰张磊对人类健康发展做出的突出贡献，张磊被国家人力资源和社会保障部、国家卫生计生委和国家中医药管理局授予"国医大师"称号。

张磊是中医后人学习的楷模，是患者心中治病救人的良医，他为中医事业的发展殚心竭虑。"老骥伏枥，壮心不已"， 张磊说，愿为中医药学的传承与发展，上下求索，倾尽所能，贡献毕生！

第二章

学术思想

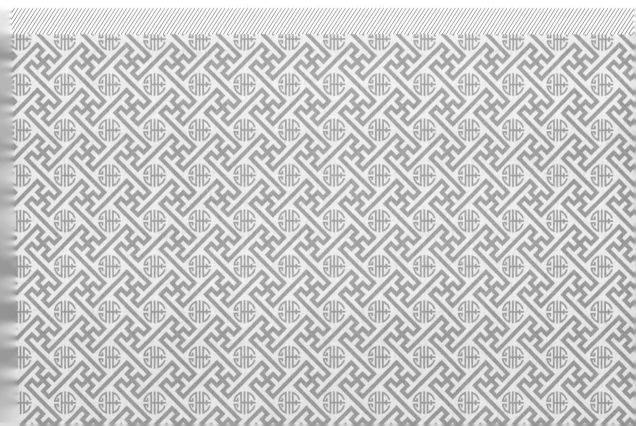

一、"动""和""平"观

张磊教授精心研读了四大经典，并广采百家之长，勤于临证实践，几十年不曾间断，逐渐形成了自己独特的"动""和""平"学术思想，即和态下的运动发展观、和态失常的疾病发生观、病证变化的动态观、动态的和平辨治观、临床用药动和平观。

（一）和态下的运动发展观

正常情况下，人与自然、人体自身都处于不断运动、变化、发展的"和态"，即和谐状态下的运动发展变化。

1.人与自然的和谐

自然界一切事物的发生、发展和变化，都是阴阳对立统一矛盾的结果，事物都是在局部不平衡的运动中求得总体平衡、生存与发展。人的机体之所以能够进行正常的生命活动，就是阴与阳相互制约、相互消长取得统一，达到"阴平阳秘，精神乃治"的和态。

2.机体自身和谐平衡

人体的和谐平衡，是发展着的平衡，并不是固定在一个水平上，而是由一个水平线上的动态平衡到另一个水平线上的动态平衡的发展过程。在人体生长、发育的不同阶段，平衡的内容不同，幼年阴阳平衡中阳气偏盛，新陈代谢旺盛，生长发育迅速；中年气盛血旺，阴阳平衡处于均衡时期；老年阳气先衰，阴气渐衰，重新建立新的阴阳平衡，阴气相对偏盛。因此，阴阳平衡是动态平衡的发展过程。

（二）和态失常的疾病发生观

运动过程中的和态，是人体生命维持正常的保证，是生命运动向前发展的基础。任何疾病的发生，都是人体生理功能和态被破坏的结果。

1.人与自然失和

人必须与自然之气相和谐，顺应自然，自然界有风、寒、暑、湿、燥、火六气，人依靠自然之六气、水谷之气而生存，并循着四时气候变化，生长收藏规律而生长发育。如《素问·宝命全形论》说："人以天地之气生，四时之法成。"当气候变化异常，超过一定限度，如六气的太过或不及，非其时而有其气，都会使人与自然不能和谐相应，机体正气亏虚，不能抵御外邪时，即导致疾病发生。《灵枢·百病始生》说："此必因虚邪之风，与其身形，两虚相得，乃客其形。"

2.人与社会失和

人的健康在受多种自然界因素影响的同时，也受到社会诸多因素如政治、经济、道德、心理、饮食等的影响。如果社会的不良刺激影响到人的情志，导致喜怒忧思悲恐惊七情过激，情志失和则伤害藏神的五脏，出现精神与躯体病症，如《素问·举痛论》说："怒则气上，喜则气缓，悲则气消，恐则气下，寒则气收，炅则气泄，惊则气乱，劳则气耗，思则气结。"

3.机体自身失和

机体自身失和包括阴阳失和、脏腑失和、气血失和、气机失和等。如阴阳失和，一旦某种病因作用于机体，导致人体阴阳相对平衡、协调而有序的和态遭到破坏，即"阴阳不调""阴阳不和"或"阴阳相失"，便产生疾病。阴阳失和有三种表现，一是人体阴阳在势力上的失衡，即阴阳任何一方的太过或不及，均可导致疾病，如《素问·阴阳应象大论》说："阳胜则热，阴胜则寒。"《素问·调经论》说："阳虚则外寒，阴虚则内热，阳盛则外热，阴盛则内寒。"说明阳偏胜和阴偏胜的病理状态，临床表现有寒热之特点。二是人体阴阳在相互关系上的失和，即阴阳互根互用、和谐协同关系受到破坏，如《素问·生气通天论》说"故阳强不能密，阴气乃绝"，又说："阴阳离决，精气乃绝。"说明阴阳彼此失和，轻则为病，重则丧命。三是人体阴阳之序失和，即阴阳之气在循行次序、部位等方面的失常，如《素问·生气通天论》说："阳气者，若天与日，失其所则折寿而不彰。"更明确指出阳气失其位，严重者可影响人的寿命。限于篇幅，脏腑失和、气血失和、气机失和，不再论述。

（三）病证变化的动态观

病证发展转化规律表明，疾病是人体生命活动过程中的一种运动形式，任何疾病不是静止的，如《灵枢·顺气一日分为四时》说："朝则人气始生，病气衰，故旦慧；日中人气长，长则胜邪，故安；夕则人气始衰，邪气始生，故加；

夜半人气入脏，邪气独居于身，故甚也。"在不同的发展过程和同一发展过程的不同发展阶段，疾病的矛盾不断发展转化，表现为不同的证候。外界气候、患者个体体质、邪正关系的对比、治疗措施当否……证亦时刻随之变化。

（四）动态的和平辨治观

人体之气血阴阳等都有可能产生"不和"之处，治之之法，当为和法，"和法之制，和其不和也"。《内经》有关"和"的论述较多，如《素问·上古天真论》说："上古之人，其知道者，法于阴阳，和于术数，……度百岁乃去。"治法的最高境界是"和"，如《素问·生气通天论》说："凡阴阳之要，阳密乃固。两者不和，若春无秋，若冬无夏，因而和之，是谓圣度。"又说："是以圣人陈阴阳，筋脉和同，骨髓坚固，气血皆从。如是则内外调和，邪不能害，耳目聪明，气立如故。"《伤寒杂病论》里多处提到和法。如治疗"卫气不和""营弱卫强"用桂枝汤"小和之"，使"营卫和则愈"；对"里虚"及"营气不足、血少"之表证，主张用益气养血法，待"表里实，津液自和，便自汗出愈"；又如倡导用十枣汤治疗"表解里未和"所致的悬饮证；以调胃承气汤"和胃气""小承气汤微和胃气"治疗阳明腑实证；投小柴胡汤于少阳阳明同病，可收"上焦得通，津液得下，胃气因和，身濈然汗出而解"之效。和法的外延始于戴北山，他认为"寒热并用谓之和，补泻合剂谓之和，表里双解谓之和，平其亢厉谓之和"，拓宽了和法的思路。蒲辅周说："和解之法，具有缓和疏解之意，使表里寒热虚实的复杂症候，脏腑阴阳气血的偏盛偏衰，归于平复。"治疗的目的，纠正失和之态，"谨察阴阳所在而调之，以平为期"。正如《医学心悟》中所言："和之义则一，而和之法变化无穷焉。"张磊教授应用和法是多方面的，分为和调阴阳、和调脏腑、和调气血、和调气机等。

（五）临床用药动和平观

临床用药动和平观包括用药平和、燮理阴阳、疏利调和、动静结合。用药平和是张磊教授临床治疗的特色之一，如固元法中的补元气汤，用菟丝子、山茱萸、枸杞子、补骨脂、淫羊藿，味辛甘、性温或微温，非大辛大热，温补肾阳兼补肾腑，阳得阴助而源泉不竭。谷青汤中的谷精草、青葙子，味甘或微苦，性平或微寒，薄荷、菊花、蝉蜕、蔓荆子，味多辛甘，性多凉或微寒，均属于疏风清热之品，非大苦大寒之味。疏利法选用的药物更是"平淡之味"，如忍冬藤、鸡血藤、丝瓜络、橘络、白茅根、竹茹、通草、生薏苡仁等。涤浊法使用的冬瓜仁、生薏苡仁、桃仁、茯苓、赤小豆、冬葵子等可药食两用。凡此种种，不一一列举，临床使用得当，能够平淡之中建奇功。

张磊教授主张动静结合，动中有静，静中有动，动贯穿其始终，如治疗肾不纳气的哮喘，使用金匮肾气汤加小量的麻黄、炒苏子，纳中有宣，降中有升，静中有动。运脾法中的运脾汤把握脾以运为健、胃以降为顺的特点，以槟榔、二丑通可行滞为君，以蔻、砂醒脾畅中为臣，以茯苓健脾渗湿，以楂、曲消运化滞为佐使，以动为主，诸药合用，共奏运通之效。临床上有许多病宜轻而取之，若用重剂会适得其反。此类病症，张磊教授用灵动法治之，药味少、分量轻，或药味虽多而分量很轻。如胃气虚弱又不耐药的患者，出现纳少、胃胀、噫气、喜暖恶寒，舌质偏淡苔薄白、脉弱等，用轻量香砂六君子汤加味，每味药量可轻至3~5g，往往能取得很好的疗效。否则药过于病，有治胃反伤胃之弊，取灵而动之之义。

二、张磊辨证思维六要

几十年的临床实践，张磊教授逐渐形成了自己的临证思维模式，即临证思辨六要：辨证中之证与证外之证，注意其杂；辨静态之证与动态之证，注意其变；辨有症状之证与无症状之证，注意其隐；辨宏观之证与微观之证，注意其因；辨顺逆之证与险恶之证，注意其逆；辨正治之证与误治之证，注意其伤。

（一）辨证中之证与证外之证，注意其杂

辨证中之证即是临证时注意抓主症。所谓主症，可以是一个症状，或是几个症状，这一个症状或几个症状是疾病的中心环节，既是辨证的要点，又是治疗的重点。张磊教授认为，抓主症可以从三个方面着手，一是患者只有一个病，但伴有许多症状。如失眠患者，往往有心烦心慌、头晕耳鸣症状，很显然，失眠是其主症。二是有些患者说出一大堆症状，觉得浑身都是病，患者也说不出什么是主症。对此，医生要仔细琢磨，多费心思，找出主症。三是一个患者同时患有多种慢性病，究竟是治其一，还是兼而治之，根据其具体情况，从整体出发，权衡利弊，分清缓急，遵《素问·标本病传论》"谨察间甚，以意调之，间者并行，甚

者独行"之旨，做出恰当的处理。同时，辨证必须"到位"，如一个患者，已辨其为阴虚证，这是不够的，要进一步辨其为何脏何腑之阴虚。所谓辨证外之证，即是辨其兼夹症。兼证有时与主症是一致的，有时是不一致，甚或是相反的，既要主次分明，又要统筹兼顾。

（二）辨静态之证与动态之证，注意其变

中医的证是疾病在发生发展中某一时期的特定的病理状态，它随外界气候、患者个体体质、邪正关系的对比、治疗措施当否而时刻变化。张磊教授说："疾病是动态的，不是静止的；静是相对的，动是绝对的。因为疾病是在人身上发生的，除病邪本身变动外，人体本身就是一个时刻不停的活动机体，尤其是用药以后，其变动更是明显。所以说，医者不但要知病之为病，而且要知动之为动，这个动，主要靠医生依据当时的病态，细心体察出来。因此，医生对待复诊患者时要特别用心，否则就会出现失误。由于疾病是动态的，医生要具有对治疗疾病的驾驭能力。"证变治亦变、有是证用是药，证型决定治疗措施。因此，对疾病的整个辨证论治过程是在动态中进行的，既有原则性，又是灵活多变的。如果以僵硬辨病论治的诊疗思路来对待中医，必将把中医的研究引入歧途。

（三）辨有症状之证与无症状之证，注意其隐

在临床实践中，常有许多患者症状较之疾病滞后或提前消失，即所谓"无症可辨"，如肝病无症状性的ALT升高，糖尿病无症状性的血糖、尿糖升高，B超提示的无症状性的结石，各种肿瘤的早期阶段等，这些疾病在某些阶段往往"无症可辨"。张磊教授常根据患者的体质、既往病史，根据对同种疾病有症可辨者积累的经验，借鉴现代医学的各种理化检查手段，参照现代中医药研究成果等来寻找蛛丝马迹，进行分析，找到"隐症"，变"无症可辨"为有症可辨，并强调"无症可辨"的辨证论治，必须突出中医特色；反之若离开了中医的辨证，单纯依靠西医的理化检验来选方用药，非但难以奏效，有时还会导致误治、变证而延误病情。

另外某些疾病或主症的背后还隐藏着另一种疾病或病邪，没有表现出明显的症状，处于较隐蔽的状态，与具有明显症状的疾病主症有着密切关系，治疗时应注意隐匿的病邪或疾病。

（四）辨宏观之证与微观之证，注意其因

所谓宏观之证，是指具有明显症状表现的症候，容易观察到，也容易辨识；而微观之证则相反，由于受条件的限制，或受诊疗水平的限制，不容易发现或辨识，不能找到疾病真正的病因所在。因此，必须把宏观之证与微观之证有机地结合起来，抽丝剥茧，找到症结，求因论治。张磊教授说：各种疾病都有其致病之因，由于人的体质不同和自然气候变化的复杂性，在感受六淫之邪以后，往往出现互见互化的情况，所谓互见，是指同时感受两种以上病邪而发病；所谓互化，是在一定条件之下，可以出现互相转化。所以在研究外界气候变化与疾病发生的关系时，必须注意到人体的内在因素。内伤也是如此，如"五志"化火、食积化火、饮冷化寒等，都与人的体质有一定关系。可见治病求因重要，求因中之因则更重要。故《素问·至真要大论》说："有者求之，无者求之，盛者责之，虚者责之。"如果"有者"是有邪，或有此症状，是宏观之证；"无者"是无邪或无此症状，是微观之证，都要追求其原因。微观还应微到症之最小偏颇处，在治疗上方能丝丝入扣。

（五）辨顺逆之证与险恶之证，注意其逆

顺逆之证与险恶之证关乎神，《灵枢·天年篇》曰："失神者死，得神者生也。"以脉象言，具有冲和之象谓有神，芤、牢、代、疾脉，乃危候之脉；以脉症言，脉症相应是顺证，不相应是逆证；以形证言之，《景岳全书·传中录》说："则目光精彩，言语清亮，神思不乱，肌肉不削，气息如常，大小便不脱，若此者，虽其脉有可疑，尚无足虑，以其形之神在也。若目暗睛迷，形羸色败，喘急异常，泄泻不止，或通身大肉已脱，或两手寻衣摸床，或无邪而言语失伦，或忽然暴病即沉迷烦躁，昏不知人，或一时卒倒，即眼闭口开，手撒遗尿，若此者，虽其脉无凶候，必死无疑，以其形之神去也。"临证之时，尤要注意其逆。

（六）辨正治之证与误治之证，注意其伤

在具体病例的整个诊疗过程中，经常会出现反复判断的情况，如首次判断错误，后来又做出正确的判断，这一过程可以是对他人所做错误判断的纠正，也可以是医者纠正自己误诊所做的错误判断，这是认识的深化过程，是认识由不正确到正确反映疾病本质的过程，亦是一次性判断与反复判断相统一的过程。即使判

断正确，亦需反复判断。

张磊教授不仅重视初诊，更重视复诊。他说："许多疾病，尤其是慢性疾病，很难一药而愈，往往需要较长时间的治疗才能获效。因此就少不了复诊和多次复诊的问题。初诊重要，复诊更重要，可以说复诊是认识疾病的深化过程。从临床所见，复诊患者大致有四种情况：一是有效，一是无效，一是加重，一是出现不良反应。对于药后有效的患者，一般比较好处理，或不必再药，或效不更方，或做些微调，渐治渐佳。对于药后无效的患者，要细审之，往往有以下几种情况：一是辨证用药均无差误，多因为病程长、正气虚、邪气未伏，果如此，应坚持用原方，不要轻易改弦更张，否则会越改越乱。二是首次辨证用药不妥时应当机立断，及时纠正。三是有些患者取了多剂药，首服数剂，效果很好，继服效果不好了，这可能是药应变而未变的（疾病是动态的）缘故；此外也应注意到患者自身因素，如饮食、起居、情志变化等，从医生来说，要多责之于己。对于药后加重的患者，除用药失当外，常有药性与病性相争较剧，表现病情加重之象，必须区别对待，要慎而重之。对于药后出现不良反应，如呕吐、皮肤瘙痒、腹痛、腹泻，等等，要查其所因，各得其宜。总之，医生对患者服药后的每个变化，必须认真对待，切不可粗枝大叶，"以遗人夭殃"。因此，在整个治疗过程中，始终要注意"伤"字。

以上是张磊教授治疗内科杂病临证思辨的主要方法，具体到临床实践中，可以用一种方法，也可以两种或多种方法结合使用，圆机活法，不失其宜。勿刻舟求剑，勿胶柱鼓瑟。

三、读书"八重"

书要多读，又不能尽读，怎样读才能效果更好呢？张老认为应有选择地读。大致可分为精读之书和粗读之书。对于精读之书，要反复读，多下功夫。对于粗读之书，顾名思义要读得粗些，一览而过。但不可忽视粗读之书也有精读的部分，这一部分同样要精读，概括为"八重"。

1.重背诵

学习固须勤奋，亦宜讲求方法，以读书而言，背诵是打好中医基本功最根本的问题，而且越早背诵越好，比如盖房一样，一砖一砖砌起来，然后才能粉刷。背诵也为后来领悟、理解和运用打下基础，后劲较足。初学医时先背诵《雷公药性赋》《汤头歌诀》《濒湖脉学》等，作为启蒙读物。继背《内经》《难经》《伤寒论》《金匮要略》等经典著作。背诵时不用默诵，在僻静处朗朗诵读，使声出之于口，闻之于耳，会之于心。内容多的篇章，采取分段滚动式背诵方法，背诵着后边的，复习着前面的，如盖楼打地基，垫一层夯实一层，如此，才能强记不忘。背诵开始要少，由少而多，集腋成裘，积沙成丘。俗话说得好："少年背书如锥锥石，锥入虽难，但留痕不易消失；中年背书如锥锥木，锥入较易，但留痕不如前者牢固；老年背书如锥锥水，锥入甚易，消失也快。"这个比喻，非常形象。

2.重经典

张磊教授认为：为医者，尤其为上医者，四大经典不可不读，纵观历代大医家、有突出成就者，都是从经典起家的。根深则叶茂，本固则枝荣。岂可忽乎者哉？

《内经》为中医理论之渊薮，为医不读《内经》，则学无根本，基础不固。后世医家虽然在理论上多有创建，各成一家之说，但就其学术思想的继承性而言，无不发轫于《内经》，故读《内经》《难经》《神农本草经》，目的在于掌握中医理论之根本。

3.重广博

除经典著作之外，还要阅读很多后世医家著作，张老常说：医要博览群书，广得其益。学习病因病机，需背诵"病机十九条"，还要读《诸病源候论》，可以明了病因病机学理论；中医诊断方面，要读《医宗金鉴·四诊心法要诀》，该书造精微，通显幽，易学易懂，切于实用；方剂学知识，应读《医方集解》，该书辨证论方，贯通理法方药；中药学方面，可参阅《本草纲目》，其内容丰富，理明义详。张老推崇《脾胃论》，善用李东垣的补中益气汤治疗气虚发热、气虚头痛等疾病。王清任的《医林改错》本着求实精神，敢于创新、敢于纠古人之错，论述了血瘀所致病症，丰富发展瘀血学说。主张多读名家医话医案，如《临证指南医案》《明清柳选四家医案》《谢映庐医案》《经方实验录》《秦伯未医话医案》《施今墨临床经验集》等，张老认为，医案是医生临床经验的体现，是非常珍贵的医籍，读之能得到很多启发。医案大致分为两类，一是一家之专著，一是多家之集萃，前者系一人之经验，其系统性、学术性较强，如参天大树，望之蔚然；后者是医林掇英，如众蜂所酿之蜜，甘味绵绵，二者各具特色、各有其优，皆应读之。有些医案则妙中有妙，巧中有巧；有些医案则独辟蹊径；有些医案则棋高一着，令人目不暇接。其方也，如重型炮弹者有之，如轻舟行水者有之，如围魏救赵者有之。根据不同内容，或取其论，或取其方，或取其法，或取其巧，或取其妙，对其中最精要部分，更要细读，反复读，悟其理，会其意。只有广开学路才能迅速提高医疗水平，程钟龄说："知其浅而不知其深，犹未知也；知其偏而不知其全，犹未知也。"对各家学说合读则全，分读则偏；去粗取精，扬长避短。学问并非尽载名家论著，广采博搜，不嫌点滴琐碎，"处处留心皆学问"。

4.重得要

读书不仅要"博"，而且还要由博返"约"，能够领会或掌握一本书、一段文章的精华所在，对重要篇章或段落，要精读，反复读，重点语句还要朱笔圈点，得其要旨。如据《素问·阴阳应象大论》"故因其轻而扬之"及《温病条辨》"治上焦如羽，非轻不举"的理论，确立了轻清法。本法主要用于因风热之邪伤于头部疾患，如头痛、头懵、头晕、耳鸣、眼胀、鼻流浊涕、鼻塞不能等病，创制谷青汤，方由谷精草、青葙子、决明子、薄荷、菊花、蝉蜕、酒黄芩、蔓荆子、生甘草组成。即用轻清上浮而又凉散的药物，易于速达病所，以祛除病邪。根据《素问·汤液醪醴论》"去菀陈莝……疏涤五脏"之旨。确立了"涤浊法"，因浊邪所在的上、中、下三焦位置不同，以及病邪兼挟不同，而分浊邪阻肺、肺失清肃方；浊邪中阻、脾失其运方；肝热脾湿、浊邪积着方；浊在下焦、膀胱失利方等。阅读《医学心悟》后，认识到医生应具备"五知"：一是知理，明了中医博大精深的理论，《景岳全书·传忠录·明理》中说："万事不参外乎理，而医之于理尤切，……故医之临证，必期以我之一心，洞病者之一本，以我之一，对彼之一，既得一真，万疑俱释，岂不甚易？一也者，理而已矣。"二是知病，知病首先要求本，其中最重要的是求病因、病性和病体之本。《素问·至真要大论》："必伏其所主，而先其所因。"三是知动，人是一个时刻不停的活动机体，疾病是一个动态的病理变化，尤其用药治疗后，其变化更是明显，所以，医者不但要知病之为病，而且要知动之为动。四是知度，要把握好对患者的治疗尺度和用药尺度。"谨察阴阳所在而调之，以平为期"。五是知误，既要知他医之误，又要知自己之误，误必纠之，即"观其脉证，知犯何逆，随证治之"。最怕的是不知误，"一逆尚引日，再逆促命期"。张锡纯的《医学衷中参西录》是很值得认真研读的，许多书张老可以说是"蓝笔点来红笔圈"。有感于此，张老曾作诗一首，谓之《读书有感》："医道精深学莫休，学如逆水荡行舟。书中要语自圈点，点点圈圈心上留。"愿与同道共勉。

5.重心悟

学习中医典籍，不仅"博""约"，而且还要"悟"。读书不能仅停留在字面意义上，尤其对经典著作，其理深，其义奥，非潜心研读，穷思精悟，莫得其要。如对《素问·阴阳应象大论》"阴阳者，天地之道也……治病必求于本"中的"治病必求于本"体会较深，临床治疗中应该"求病因之本""求病机之本""求病性之本""求病位之本""求病体之本"。再如《素问·至真要大论》中"谨守病机，各司其属，有者求之，无者求之；盛者责之，虚者责之，必先五胜，疏其气血，令其条达，而致和平"这段经文。从"有者求之，无者求之；盛者责之，虚者责之"悟出了临床辨证思维六要，即：辨证中之证与证外之证，注意其杂；辨静态之证与动态之证，注意其变；辨有症状之证与无症状之证，注意其隐；辨宏观之证与微观之证，注意其因；辨顺逆之证与险恶之证，注意其逆；辨正治之证与误治之证，注意其伤。从"疏其气血，令其条达，而致和平"悟出了"疏利法"，疏是疏导，有分陈治理之义；利是通利，有运行排遣之义。常用于水湿失于输布出现全身郁（瘀）胀，似肿非肿的经络湮淤证。针对水、湿、痰、瘀、气停滞的脏腑经络不同，又细分为疏补相兼方、行气通络方、化痰疏肝利湿通络方和化瘀通络方。对"令其条达，而致和平"提炼出"动、和、平"的学术思想。所谓"动"，首先是指正常情况下，人体是一个时刻不停在"和"的状态运动的有机整体；其次，人体的病理是在"失和"状态下运动变化着机体；再次，针对运动变化着的机体、疾病、病症，其理、法、方、药也应随之而动；最后，治疗的目的，使失去"和态"的机体，得到纠正，重新建立新的和平动态，达到"阴平阳秘"。这些都是所强调读书要读到无字处的体现。

6.重古文

中医理论博大精深，玄奥难穷：中医书籍浩如烟海，汗牛充栋。要学好中医用好中医，没有深厚的古汉语知识是比较难的，试观古代和近现代的大医家，都有很深厚的古汉语底蕴。张老常说：古今精于医者，无不文理精通，文是基础医是楼，文理不通则医理难明，学好古文当是学好中医的基本功之一。张老幼上私塾，诵读经史，对"四书""五经"皆得包本背诵，为后来学好中医奠定了古文基础。秦伯未说过："专一地研讨医学可以掘出运河，而整个文学修养的提高，则有助于酿成江海。"（《秦伯未医文集》，湖南科学技术出版社1983年7月出版）。张老还熟悉音韵，常写旧体诗词以抒发情怀；如夏日闲吟："南山当户户常开，且喜清风日日来。一曲瑶琴能惬意，仰观明月净灵台。"平生喜爱音乐，自学拉二胡，自娱自乐。上私塾讲究写毛笔字，奠定了写毛笔字基础，故在业余时间也常练习书法，以陶冶性情。看来这些虽不属于医学内容，但他与医学有着相互启迪、相互连通的关系，都可以增强心有灵犀的亮点，扩大知识内涵，达到一专多能的效果。

7.重持恒

自学医以来，看书学习，从不间断，持之以恒。在受业期间以读书为主，在中医学院任教时还是以读书备课为多。现在从年龄上职务上退休，但读书学习没有退休，学无止境，干到老学到老，学到老干到老。即便诊务再忙，也要挤出一点时间看看书，展卷有益。如"达郁法"的形成，首先取法于《素问·六元正纪大论》的"五郁"，谓"木郁达之，火郁发之，土郁夺之，金郁泄之，水郁折之"。继以《伤寒论》中治"少阴病，四逆"的四逆散和《丹溪心法》治疗"六郁"的越鞠丸化裁，组成"达郁汤"，药有柴胡、枳实、白芍、苍术、川芎、栀子、神曲、甘草。随着临床实践的深入，理论知识的不断积累，结合吴又可《瘟疫论》中达原饮之义，在原方的基础上，又伍入槟榔、草果、黄芩，使治疗五脏六腑之郁的力量更大，功效更全面。又如在阅读医案方面，读《临证指南医案》《吴氏医话二则》等，涉及疾病广泛，论述精辟，见解独到，对临床治疗启发很大，对完善临床辨证思维很有帮助。《程门雪医案》《蒲辅周学术经验集》《岳美中医学文集》等，均为辨证精细、理验俱丰、见解独到的医著。近几年，中医医话医案迅猛增多，阅读的数量也大幅度增加，感受较深的是《朱良春用药经验集》《李可老中医急危重症疑难病经验专辑》，这些医家用药独到，有胆有识。张老常说：当好一个中医不容易，尤其当一个水平较高的中医，更不容易，深知自己不足，在祖国医学博大精深的海洋里，只有奋力搏击才能前进！

8.重笔录

俗语说：好记性不如烂笔头。读书背诵固然重要，面对汗牛充栋的中医典籍、博大精深的中医理论及丰富多彩的临床经验，都记住不忘是不可能的，因此，对重要段落、观点做好笔录是非常重要的。系统学习中医理论是必要的，这是一个循序渐进、由浅到深、登堂入室的过程，但也不能忽视平时对零星知识的积累，每次读书勿求于多而求于精，重要部分摘录卡片，日久天长，积少成多，逐渐丰富自己、壮大自己，为临床、教学水平的提升起到重要作用。以学源不能断，起点作零点，求实不求虚，思近更思远的自言作为学习的指导思想。坚信只要学而不厌，乐此不疲，久而久之，自能千丝成锦，百花成蜜。

四、张磊临证八法

1.轻清法

轻清法主要用于因风热之邪伤于头部的疾患，如头痛、头懵、头晕、耳鸣、眼胀、鼻塞、鼻流浊涕等病。从机体部位来说，头为诸阳之会，清阳之府。从病邪性质来说，风为阳邪，其性轻扬，易犯人之高巅。热亦为阳邪，其性炎上，亦易伤于人之高巅。《素问·太阴阳明论篇》曰"阳受风气伤于风者，上先受之"，此之谓也。人之头部疾患，热证多而寒证少，实证多而虚证少。轻清法即基于此而设。采用轻清上浮而又凉散的药物，以从其阳也，以祛除病邪。只要把握住，凡是因风热（火）而致的头部诸多疾患，皆可治之，尤其在春季发生头部疾患（春病在头），用此法治之，收效较好。方药：谷精草30g，青葙子15g，决明子10g，薄荷（后下）10g，菊花（后下）10g，蝉蜕6g，酒黄芩10g，蔓荆子10g，生甘草6g。水煎服，每日1剂，早晚各服1次，饭后服。目珠胀者加夏枯草，头昏重者加荷叶，头痛重者加川芎，头晕重者加钩藤，鼻塞者加苍耳子、辛夷，便秘者重用决明子，阴伤者加元参，阳亢者加生石决明等。

2.涤浊法

在内科杂病中浊阻之证较为多见，根据《素问·汤液醪醴论》"去菀陈莝……疏涤五脏"之旨，立涤浊之法，分以下几方。

（1）浊邪阻肺，肺失清肃方：苇根30g，冬瓜仁30g，生薏苡仁30g，桃仁10g，桔梗15g，黄芩10g，海浮石（包煎）30g，炒葶苈子（包煎）15g，炒苏子3g，麻黄3g，生甘草6g，大枣（切开）5枚，水煎服，每日1剂，早晚各服1次。适用于浊邪阻肺，咳喘、肺胀、肺癌等病症。

（2）浊邪中阻，脾失其运方：苇根30g，冬瓜仁30g，生薏苡仁30g，桃仁10g，制半夏10g，陈皮10g，茯苓12g，泽泻10g，炒苍术15g，炒神曲10g，栀子10g，生甘草6g。水煎服，每日1剂，早晚各服1次，口服。用于肥甘厚味过度，体胖困倦，舌苔黄腻或白腻，血脂高，有糖尿病、高血压倾向者。

（3）肝热脾湿，浊邪积着方：苇根30g，冬瓜仁30g，生薏苡仁30g，桃仁10g，鳖甲（包煎）30g，郁金15g，醋延胡索15g，败酱草30g，生麦芽20g，炮穿山甲（包煎）10g，浙贝母10g，夏枯草15g，茵陈30g，大黄（后下）6g，生甘草6g。水煎服，每日1剂，早晚各煎1次。方中鳖甲、穿山甲，价较昂贵，可以皂刺、川芎、三棱代之。用于慢性肝病患者，右胁不适或疼痛，腹胀，小便黄，大便或溏或干，肝转异常、脾大等。

（4）浊在下焦，膀胱失利方：白茅根30g，冬瓜仁30g，生薏苡仁30g，桃仁10g，连翘10g，赤小豆30g，滑石（包煎）30g，怀牛膝10g，干地龙10g，琥珀（冲）3g，冬葵子15g，茯苓10g，生甘草6g。水煎服，每日1剂，早晚各煎1次。用于浊在下焦，久而不去，小便黄浊不利，小腹不适或会阴胀痛等。

以上病虽不同，方有各异，但病的要点在"浊"字，方的要点在"涤"字。一是证的着眼点，一是方的着眼点，只要抓住这两点，方药随症加减变化，缓缓图之，自能见效。当然也不可忽视正气虚这一点。神而明之，存乎其人。

3.疏利法

疏是疏导，有分陈治理之义，利是通利，有运行排遣之义。此法常用于水湿失于输化，出现全身郁（瘀）胀，似肿非肿的经络症候。此病一般病程较长，时轻时重，检验无异常发现，尿量正常，有的小便次少，服西药利尿剂可减轻，但停药即复如故。宜用疏利法治之。

（1）疏补相兼方：炒苍术10g，炒白术10g，茯苓10g，猪苓10g，青皮6g，陈皮6g，炒枳壳6g，炒枳实6g，泽泻10g，木瓜30g，生薏苡仁30g，赤小豆30g，滑石（包煎）15g，生甘草3g。水煎服，每日1剂，早晚各煎1次。用于经络气滞，运行不畅而致全身郁胀，无腹胀，无尿少。

（2）疏利通络方：木瓜30g，威灵仙10g，白芍10g，桂枝10g，忍冬藤30g，丝瓜络30g，通草6g，制香附10g，生薏苡仁30g，羌活3g，独活3g，防风3g，生甘草3g。水煎服，每日1剂，早晚各煎1次。方中多为行气通络之品，且桂枝与白芍有调和营卫的作用。羌、独、防既能胜湿，又能畅通腠理。如此，则气行络通、营卫调和、腠理畅达，而郁胀自消。

（3）化痰通络方：清半夏10g，陈皮10g，茯苓30g，炒枳实10g，竹茹10g，泽泻15g，丝瓜络30g，忍冬藤30g，生甘草6g。水煎服，每日1剂，早晚各煎1次。用于痰湿热瘀阻，经络湮瘀水液失于输布，成为郁胀，有水肿之象者。此方为温胆汤加味而成，妙在重用茯苓，既能益脾又能渗湿，使水湿之气即刻消去。忍冬藤清热通络，丝瓜络凉血行血通络，二者伍用，能使经络中湮瘀之邪，荡然无存。

（4）疏肝健脾，利湿通络方：柴胡10g，白芍10g，当归10g，炒白术10g，茯苓30g，薄荷（后下）3g，制香附15g，木瓜30g，生薏苡仁30g，生甘草3g。水煎服，每日1剂，早晚各煎1次。用于肝郁脾虚，气机阻滞，水湿失运的郁胀证。多见于女性患者，颜面下肢浮肿，经前乳房胀，急躁易怒等。

此方为逍遥散重用茯苓复加木瓜、薏苡仁、香附而成。使肝气得畅，脾气得运，水湿得行，而瘀肿自消。方的着眼点是疏达肝气。

（5）化瘀通络方：酒桑枝30g，丝瓜络30g，姜黄6g，术瓜30g，生薏苡仁30g，通草6g，制南星10g，橘络10g，鸡血藤30g，当归10g。用于水湿停滞，泛溢肌肤、挟痰挟瘀、经络不通而致郁胀证。方中药味多为宣通之品。宣可去壅，通可行滞，尤其南星伍橘络，善去经络中之风痰，姜黄为行血利气之药，具通利经脉之功。本方对于无明显脾肾虚之象，偏于经脉瘀阻者，用之较为合适。

以上几方，均为基本方，临床根据病情，可灵活加减药味及增减用量，既不失其原则，又切合病情，能充分体现中医辨证用药的精妙，方为至善。

4.达郁法

郁证是临床最常见的病证。多因郁结痞滞，凝结不通所致。外感六淫，内伤七情，饮食失当，感受疫疠之邪等，皆能生郁。根据《素问·六元正纪大论》"木郁达之，土郁夺之，火郁发之"之理而而立方。

达郁汤方：柴胡10g，白芍10g，炒枳实10g，炒苍术10g，制香附10g，草果6g，黄芩10g，栀子6g，蒲公英15g，防风3g，羌活3g，生甘草6g。水煎服，每日1剂，早晚各煎1次。用于脏腑气郁，寒热交杂之证。证见腹胀，胁痛，纳呆，肠鸣，口苦，口黏，大便或干或溏，小便黄，舌苔薄腻或厚腻黄，脉象沉滞或弦滑等。方以柴胡、苍术为君，疏木土之郁，臣以香附、草果，助君药之用。郁则气必滞，佐以枳实以理气。郁久必生热，佐以栀子、黄芩、蒲公英以清热。木土壅郁，乱于腹内，故又佐以少量羌活、防风，既祛湿邪之胜，又可鼓荡气所之滞。白芍既可柔肝又可护阴，甘草调和诸药用以为使。若口渴加知母，心烦加竹叶、灯心，纳差加炒麦芽、炒神曲，便干加决明子，便溏加白术、白扁豆，去栀子，恶心加制半夏、陈皮。

本方化裁于四逆散、达原饮、越鞠丸，重心在肝脾，肝脾之郁得解，则邪去正安，脏和气顺。然而，达郁汤虽能解郁，但不能治疗所有郁证。郁证临床多见，在治疗疾病时应心存一个"郁"字，要注重"达郁"一法，郁要以开为先。

5.运通法

腑气不通，脾气失运之证，较为多见，常有腹胀，纳呆，食少，嗳气，大便不畅，舌苔白厚等症状，脉多呈怠缓或沉滞，治疗此证，以运通为法。

运通汤方：槟榔10g，炒二丑6g，草豆蔻6g，白豆蔻（后下）6g，砂仁6g，茯苓10g，炒麦芽15g，炒神曲10g，炒山楂15g。水煎服，每日1剂，早晚各煎1次。可加生姜、大枣为引。有热加黄芩，中寒胃痛气上逆者加丁香。本方根据"腑以通为顺""脾以运为健"之理而立，方以槟榔、二丑，通可行滞为君；以蔻仁、砂仁醒脾畅中为臣；以茯苓健脾渗湿，以山楂、神曲消运化滞为佐。诸药合用，共奏运通之效。凡水、湿、食、气停滞之轻证，皆可以此方加减治之。本法亦是脏腑同治之法。

6.灵动法

临床上，有许多内科病宜轻而取之，若用重剂会适得其反，遇此类病症，用有轻灵、灵利之性的方药进行治疗，效果较好，张磊教授则名其曰灵动法。一般说，此法适宜于小虚小实之证，具有药味少、分量轻，或药味虽多而分量很轻的特点。如胃气虚弱、又不耐药的患者，出现纳少、胃胀、噫气、喜暖恶寒，舌质偏淡苔薄白、脉弱等，常用轻量香砂六君子汤加味，往往能取得很好的疗效。否则药过于病，有治胃反伤胃之弊。药虽轻，但颇有灵动的作用，缓缓图之、渐治渐佳，属于"王道"用药。再如外邪袭肺较轻的咳嗽，视其风寒、风热不同，亦宜用灵动法治之，一是因为病邪较轻，无须重剂，再者新感咳嗽，用药宜动不宜静，否则不利于外邪外出。

推而广之，灵动法的应用比较广泛，凡用药要避免呆滞、死板，尽力做到轻灵简当。例如养阴忌纯用黏腻之品，清热忌尽用苦寒之味。前者久用易阻滞气机碍胃，后者久用易损伤阳气，并有凉遏之虞。如此等等，当在悟中，因此法应用较宽，难以一方括之，法从证来，方自法出，有了法，就自然有方了，故未立方。

7.燮理法

燮是和、理、调之意。在治疗内科杂病中，经常遇到阴阳、气血、脏腑功能失调等病症。这类患者，一般病程较长，病情不大重，用其他方法治疗又不太合适。张磊教授常用燮理法治之，往往效果较好。这既是一种治疗方法，也是一种指导思想，只要心存这种方法，燮理法的运用就活了、多了。例如，对于阴阳失调患者，要析其失调的具体状态，是属偏胜偏衰、是失交失恋，还是失平失秘等。只有紧扣其病机，进行燮理，方为妥善。用山车汤（经验方）治疗慢性泄泻，也属于燮理。此方深及一阴一阳之理，用之得当，效果明显。其方为：生山楂15g，炒山楂15g，生车前子（包煎）15g，炒车前子（包煎）15g，每日1剂，早晚各煎1次，依据病情，常加入羌活3g，独活3g；有腹痛欲便，便后痛止者，加入痛泻要方；内有积热者，加入葛根芩连汤；偏脾虚者加入炒山药15g，生山药15g，此二药生熟并用，亦是燮理阴阳之义。张磊教授常用二加龙骨汤加味，治疗阴阳失调的低热，效果也很好，其方为制附子、白芍、生龙骨、生牡蛎、白薇、炙甘草、生姜、大枣。清代陈修园赞二加龙骨汤"探造化阴阳之妙，用之得法，效如桴鼓"。此方原本主治虚劳不足，男子失精，女子梦交，吐血，下利清谷，浮热汗出，夜不成寐等证。

燮理法是非常好的一种方法，只要掌握其要领，自能圆机活法，左右逢源，曲尽其妙。

8.固元法

此法是多用于久病，或正气内夺，或正虚似邪之证。虚证是多种多样的，兹不赘述。但在虚证中要注意到元气之虚。元气是人身之根本，元气旺则身健寿承，元气虚则易罹疾患，且又缠绵难愈，往往出现正虚似邪之象，若以外邪治之，非也。常用菟丝子、补骨脂、淫羊藿、山茱萸、枸杞子、人参等培补元气，效果较好。这是治疗一般元气虚弱之证，苦元气大虚或暴脱，当寻回元挽危之方药，不可不知，不可不慎。

以上八法依据病情，可单用，可合用，可交替用，贵在一个活字。

第三章

临床精粹

一、八法论治篇

（一）轻清法

轻清法，张老用之以风热之邪伤于头面部的疾患，包括头痛、头晕、耳鸣、眼胀、鼻塞、鼻流清、浊涕等病。风为阳邪，其性轻扬，易伤人之高巅。热亦为阳邪，其性炎上，亦易伤于人之高巅。《素问·太阴阳明论》曰："阳受风气，……故伤于风者，上先受之。"轻清法即基于此而设。采用轻清上浮而又凉散的药物，对因风热（火）而致的头部、肌表及身体上部诸多疾患皆可治之。选方谷青汤：谷精草30g，青葙子15g，决明子10g，薄荷10g（后下），菊花10g（后下），酒黄芩10g，蔓荆子10g，蝉蜕6g，生甘草6g。

1.轻清法治疗头晕

刘某某，男，45岁，病案号：201607059

初诊：2016年7月13日，主诉：间断性头晕10余年。病史：患者诉近10多年来经常头晕，并伴头痛，未治疗。现症见失眠，情绪波动，饮酒后、劳累时易出现头晕，整日觉头昏沉，不清醒，时有右侧偏头痛，纳可，时有剑突下疼痛，胃中嘈杂，眠差，入睡难，心烦，大便不成形，每日1~2次，小便有解不尽感，腰酸痛，双膝酸胀，舌质暗红，苔黄厚，舌下脉络瘀，脉沉滞。既往史：高血压7年，近几年未服降压药，今测血压：140/100mmHg。20年前曾煤气中毒，饮酒较多。处方：谷精草30g，青葙子15g，决明子15g，蝉蜕6g，薄荷（后下）10g，菊花（后下）10g，酒黄芩10g，川芎10g，蔓荆子10g，生白芍10g，干地龙10g，泽泻10g，生龙牡（包煎）各30g，生甘草3g。10剂，每日1剂，水煎分两次温服。

二诊：2016年8月15日，服上方20剂，诸症好转，现偶有头晕沉痛，自觉上火时易发作，纳可，眠差，入睡难，大便不成形，黏腻不爽。舌红，苔黄，脉沉滞。处方：上方加清半夏12g，黄连6g，车前子（包煎）10g。10剂，每日1剂，水煎分两次温服。

三诊：2016年10月12日，服上方30剂，头晕好转，睡眠较前好转，现入睡较难，时有心烦，大便不成形，舌淡红，苔黄腻，脉沉滞。处方：谷精草30g，青葙子15g，决明子15g，蝉蜕6g，薄荷10g（后下），菊花10g（后下），酒黄芩10g，川芎10g，蔓荆子10g，生白芍10g，柴胡10g，清半夏10g，炒枳壳10g，生甘草3g。10剂，每日1剂，水煎分两次温服。

【按语】风性轻扬开泄，易袭阳位。《素问·太阴阳明论》中言伤于风时，有"上先受之"的特点，风邪侵袭，因其向外、向上的特性，故常伤及人体的肌表、阳经和上部（头、面）。头为"诸阳之会"，如此高处并非诸邪能到之所，故与风邪密切相关；风性主动，《素问·阴阳应象大论》指出动摇不定为风邪的重要致病特点之一，头晕不能自止，其与风邪主动的特点相应。且患者素有高血压，饮酒较多，且情绪易波动，日久则耗气伤血，气血不足，无以濡养筋脉，大怒则形气绝，肝阳亢逆化风，而致面部筋脉抽搐、挛急。张老治疗本案从肝经风热入手，治法选用轻清法，方选经验方谷青汤加味，采用轻清上浮而又凉散之风药，既可以驱除风邪，使药物直达病所，又可以使人体的清阳上达颠顶，从根本上对本病达到治疗的作用。

2.轻清法治疗皮肤瘙痒

张某，男，53岁，病案号：201612176

初诊：2016年12月30日，主诉：皮肤瘙痒10余年，加重3个月。病史：既往经常皮肤过敏，发作时皮肤发痒，头颈部症状严重，抓挠后皮肤发红，无皮疹，无渗液症状，遇热加重，常在饮酒后诱发，服扑尔敏后症状可缓解，时有头蒙症状。纳眠可，口干、咽痛，舌尖红，苔白腻，脉沉滞。大便干，尚可每日1次，既往史：高血压病4年，血压控制可；曾因胆结石行胆囊切除。处方：谷精草30g，青葙子15g，决明子6g，蝉蜕6g，薄荷（后下）10g，菊花（后下）10g，酒黄芩10g，地肤子15g，苏叶10g，生甘草6g。10剂，每日1剂，水煎分两次温服。

二诊：2017年1月25日，服上方20剂，皮肤瘙痒发作次数减少，瘙痒程度较前减轻，纳眠可，二便正常。舌淡，苔白腻，脉沉。处方：上方加牛蒡子10g，苏叶（后下）10g。10剂，每日1剂，水煎分两次温服。

三诊：2017年2月16日，服上方10剂，瘙痒症状大大减轻，纳眠可，二便正常。舌淡，苔白腻，脉沉。处方：守上方加赤芍10g。10剂，每日1剂，水煎分两次温服。

【按语】皮肤瘙痒作为临床常见病既是皮肤病的主要表现，也是一个独立的病症，发病机制复杂，张老于门诊中辨证治疗，常可取得较好疗效。本案患者皮肤瘙痒，饮酒及遇热加重，结合四诊诊断为肝经风热型。风邪每多挟热，外侵肌腠搏击于皮肤，而症见皮肤瘙痒剧烈，遇热加重，热后更甚，风热煎熬津液，故可见口干，咽痛，舌红，苔薄黄，脉弦滑或数；上扰心神者可见心烦、舌尖红，治以疏散肝经风热，方选谷青汤加地肤子、赤芍等，以清除肝经风热、利湿止痒。

3.轻清法治疗耳鸣

张某某，男，50岁，病案号：201612083

初诊：2016年12月9日，主诉：鼻塞、打喷嚏、流清涕、耳鸣反复发作10年。病史：近10年遇冷热、闻异味出现鼻塞流清涕，晨起鼻干，双耳鸣，体力可，不怕冷，手足不凉，易急躁，易出汗，饭后时有泛酸烧心，夜间小腿易抽筋，头部时有丘疹，不痛不痒，无渗液，大便每日2次，不成形，小便正常，纳可，眠差，易醒，梦多，舌红，苔黄腻，脉沉滞。处方：谷精草30g，青葙子15g，薄荷（后下）10g，酒黄芩10g，木瓜30g，炒苍耳子15g，辛夷6g，生甘草6g，蔓荆子10g。10剂，每日1剂，水煎分两次温服。

二诊：2016年12月21日，服上方10剂，效可，打喷嚏、流涕、耳鸣症状明显减轻，入睡已不困难，仍易醒，醒后难以入睡，但症状较前减轻一半，已无心烦，纳可，大便成形，前干后软，2~3天1次，小便清黄，舌质稍暗，苔薄黄，舌下脉络微瘀，脉细。处方：上方麦冬改为30g，加夏枯草10g，小米（包煎）一撮为引。10剂，每日1剂，水煎分两次温服。

三诊：2017年1月15日，服上方20剂，流涕、喷嚏、耳鸣症状明显好转，睡眠较前好转，每晚醒1~2次，醒后约30分钟左右可再入睡，纳可，眠一般，大便每日1~2次，便质稍溏，小便正常。舌质稍暗，苔薄黄，舌下脉络微瘀，脉细。处方：上方加柴胡12g，白术10g，10剂，每日1剂，水煎分两次温服。

【按语】《素问·脏气法时论》曰："肝病者，两胁下痛引少腹，令人善怒，虚则目无所见，耳无所闻，善恐如人将捕之，取其经，厥阴与少阳，气逆，则头痛，耳聋不聪，颊肿。"足少阳胆经循耳后，其支从耳后入耳中，出走耳前。肝胆互为表里，胆经循耳，肝之络脉亦络于耳，其功能失调常可引起耳部疾病。肝火多由气郁，郁而化火，或素体阳盛，或为感受风热邪，导致阳热亢于上。肝火一炽，极易上窜，肝火上犯，耳窍失和，患者出现耳鸣甚至耳聋。本案患者耳鸣伴有过敏性鼻炎，张老治之选用轻清法，方选治疗肝经风热之经验方谷青汤。耳鸣与肝（胆）关系密切，肝经与督脉相通，督脉为诸阳之会；肝胆对阳气的生发与升发有重要的作用；阳气不足，卫表不固，邪气从皮毛而入则犯肺，鼻也为之不利。

4.轻清法治疗鼻鼽

胡某某，女，34岁，病案号：201612002

初诊：2016年12月16日，主诉：流鼻涕、打喷嚏7年余。病史：7年前患过敏性鼻炎，现症见易打喷嚏，流清涕，鼻塞，冷热交替时明显，月经周期易前提7天左右，持续4~5天，量偏少，色暗红，有少量血块，无痛经，偶有右侧乳房疼痛、不胀，腰部易酸困，纳可，眠差，梦多，大便不规律，一天2次或2天1次，不干不稀，小便色清，偶夜尿1~2次、气味重，舌质淡红，苔黄腻，脉细。既往史：右臂网球肘，活动后疼痛加重；右侧乳房小叶增生史。中医诊断：鼻鼽（肝火偏旺）；处方：谷精草30g，青葙子15g，蝉蜕6g，薄荷（后下）6g，菊花（后下）10g，酒黄芩10g，桑叶10g，竹茹10g，丝瓜络10g，车前草15g，生地10g，生甘草6g。15剂，每日1剂，水煎分两次温服。

二诊：2017年1月10日，服上药10剂，打喷嚏次数较前减少，遇冷空气后觉不舒适，易打喷嚏，流涕，数分钟后可缓解，眠差，大便稍溏，余可。舌质淡红，苔黄腻，脉细。处方：上方加清半夏10g，白术15g，夜交藤20g。15剂，每日1剂，水煎分两次温服。

【按语】鼻鼽，即过敏性鼻炎。随着工业化进程的加快和人们生活质量的提高，变应性鼻炎的发病率近年来逐步上升，城市居民尤甚。本病的发生与环境的改变密切相关。本案患者流鼻涕、打喷嚏症状于冷热交替时明显，舌质淡红，苔黄腻。辨证为肝火偏旺，张老以经验方谷青汤治疗，用药大都是平肝胆、清湿热、辛凉祛风之品，其主要作用是清肝（胆）经风热，宣通鼻窍。本方能治鼻鼽是因为肺鼻之气的疏通畅达依赖于肝主疏泄功能的正常发挥，若外受风热之邪伴内有肝失疏泄、气机郁滞，则化热生风，风火相煽，致使肺鼻风热更重。方中以谷精草、青葙子除肝经之风；菊花、薄荷、桑叶清肝肺之热，并治头痛眩晕；车前草、生地清肝火，兼清血分之热；蝉蜕解郁宣透、降火泄热。诸药互相配合，以收清肝祛风通窍之效。

（二）涤浊法

"浊"在历代中医书籍中均有记载，《素问·经脉别论》有"食气入胃，浊气归心，淫精于脉"，浊指浓浊的水谷精微。张仲景《金匮要略·脏腑经络先后病脉证》有"清邪居上，浊邪居下"，明确指出浊为邪气，浊与湿类同。张磊教授结合多年临证经验，据《素问·汤液醪醴论》"平治于权衡，去菀陈莝，微动四极，温衣，缪刺其处，以复其形。开鬼门，洁净府，精以时服，五阳已布，疏涤五脏，故精自生，形自盛，骨肉相保，巨气乃平"之旨而立涤浊之法。此法，病机要点在"浊"，治法要点在"涤"，选方用药上以千金苇茎汤为主方，根据浊邪所阻脏腑的不同进行相应的配伍。张秉成《成方便读》解千金苇茎汤为："是以肺痈之证，皆有痰火邪互结胸中，久而成脓所致。桃仁、甜瓜子皆润降之品，一则行其瘀，一则化其浊。苇茎退热而清上；薏苡除湿而下行。方虽平淡，其通瘀化痰之力，实无所遗。所以病在上焦，不欲以重浊之药重伤其下也。"指出本方具"化浊"之功。浊邪致病有3个特点：①黏滞难解，易阻遏气机；②入血入络易伤气阴；③气血失调易瘀易积。临床常表现为病情反复，缠绵难愈，常伴有颜面晦浊、黯滞、少泽，大便黏腻不爽，小便黄，舌质黯红，苔黄或黄腻，脉弦滑等脉证表现。浊邪既是一种致病因素，又是一种病理产物，并且是广泛存在于多种疾病中的病理状态。张磊教授临证运用涤浊法，治疗内伤杂病、外感重症，均取得较好疗效。对浊邪理论的进一步探讨，也将对中医学术体系的完善有促进作用。

1.涤浊法治疗多寐

王某某，男，48岁，病案号：201609010

初诊：2016年9月2日，主诉：眠多、身困乏力2年余。病史：患者近2年出现身困乏力，嗜睡，口干苦，渴饮水多，饮能解渴，晨起时双眼视物不清，不怕冷，不急躁，动则心慌气短，胸不闷不痛，出汗正常，纳可，眠多，大小便正常（5年前大便干结难排，排便时曾晕厥），高血压病4年，服西药可控，血脂偏高，血糖8.9mmol/L，未服降糖药，舌淡苔黄腻，脉沉滞。中医诊断：嗜睡（湿之内郁，阳不外达）；处方：滑石30g（包煎），鬼箭羽30g，冬瓜子30g，生薏仁30g，川芎12g，通草6g，路路通10g，藿香10g（后下），生甘草3g。20剂，每日

1剂，水煎分两次温服。

二诊：2016年10月8日，服上方20剂，诉嗜睡、乏力减轻，现感觉头部昏沉，双眼时有视物不清，纳可，眠可，二便正常。处方：滑石（包煎）30g，鬼箭羽30g，冬瓜子30g，生薏仁30g，川芎12g，藿香（后下）10g，苏叶（后下）10g，柴胡10g，生甘草3g。20剂，每日1剂，水煎分两次温服。

三诊：2016年11月1日，服上方20剂，精神好转，眠多、乏力也减轻。现时有头昏不适，纳可，二便可。舌淡苔白，脉沉。处方：上方加荷叶30g，炒神曲10g。20剂，每日1剂，水煎分两次温服。

【按语】多寐，《黄帝内经》中称"多卧""好卧"等。《灵枢·大惑论》曰："人之多卧者，何气使然？岐伯曰：此人肠胃大而皮肤湿，……皮肤湿则分肉不解，其行迟，……阳气尽则卧，阴气尽则寐，……留于阴也久，其气不清，则欲瞑，故多卧矣。"言造成多寐的主要病机为阳气受阻，阳气久留于阴。此案多寐由湿浊引起，故张老治疗本案使用涤浊法，方选千金苇茎汤合用六一散等以利湿解郁，而使阳气外达。

2.涤浊法治疗喘证兼胆石症

贾某某，女，63岁，病案号：201609129

初诊：2016年9月28日，主诉：反复咳嗽、气喘30余年，加重2年。病史：患者诉有慢性支气管炎30余年，支气管扩张4年余。近2年病情加重，反复咳黄痰，咳嗽，喘气，秋冬季明显，反复住院治疗，效可，易反复，易感冒。自去年5月份开始一直服用"肺力咳""甘草片"至今。现症咳嗽，咳痰，质稠，色时黄时白，口干不渴，天阴时胸闷明显，剑突下隐痛，可放射至后背。喉中发痒，纳可，食油腻食品或下午2~3点易出现恶心，大便每日3次，不成形，小便反复灼热疼痛，小腹憋胀，眠差，入睡难，梦多，脉细数有力，苔略厚白，质略暗，舌下脉络瘀粗。既往史：慢性结肠炎10余年，经常服左氧氟沙星胶囊，反复尿路感染，有肾结石。辅助检查：2016年3月11日南阳医专二附院彩超示胆囊区异常回声，考虑胆囊结石（充满型）。西医建议胆囊全切，考虑肺功能差，碍于手术。

治法：涤浊法。处方：苇茎30g，冬瓜子30g，生薏仁30g，桃仁10g，大黄2g，黄芩10g，金钱草30g，乌药10g，郁金15g，生白芍30g，炒枳实10g。15剂，每日1剂，水煎分两次温服。

二诊：2016年11月8日，服上方25剂，胸闷、咳嗽、咳痰明显好转，现晨起咳嗽痰多，色黄，质较黏稠，口干，时有胸闷，纳可，眠差，大便每日1~2次，成形，有解不尽感，小便可。脉细数，苔略厚白，质略暗，舌下脉络瘀粗。处方：上方加薤白10g，全瓜蒌20g，茯苓12g，炒莱菔子10g。15剂，每日1剂，水煎分两次温服。

三诊：2016年12月3日，服上方20剂，胸闷未再发作，咳嗽、咳痰均大为减轻，纳可，不能食油腻，睡眠较前好转，大便每日1~2次，成形，小便可。处方：苇茎30g，冬瓜子30g，生薏仁30g，桃仁10g，黄芩10g，金钱草30g，乌药10g，郁金15g，生白芍30g，炒枳实10g，茯苓12g，炒莱菔子10g，10剂，每日1剂，水煎分两次温服。嘱其避免感冒，少食油腻之品。

【按语】本案咳嗽、气喘由湿、浊、瘀阻滞引起，张老选取涤浊法，方选千金苇茎汤加味。方中加用金钱草、乌药、郁金、白芍、枳实清利肝胆，一方面对胆囊结石有治疗作用，另一方面，是将气喘的原因与肝胆之气的壅滞相关联，肝胆之气的平复也是肺气宣降正常的关键，治胆即治肺。千金苇茎汤出自《金匮要略·肺痿肺痈咳嗽上气》篇附方，由苇根、冬瓜子、薏苡仁、桃仁组成。苇根甘寒轻浮，善清肺热，为肺痈必用之品；冬瓜子清热化痰、利湿排脓，能清上彻下、肃降肺气，与苇根配合则清肺宣壅、涤痰排脓；薏苡仁甘淡微寒，上清肺热而排脓，下利胃肠而渗湿；桃仁活血逐瘀、泻血分之热结，以助消痈。该方药清热化痰、逐瘀排脓，用于痰热肺痈。张老将此方作为涤浊法的主方，灵活应用于多种痰浊瘀阻肺的慢性病证。

3.涤浊法治疗胁痛

于某，男，32岁，病案号：201611093

初诊：2016年11月21日，主诉：右胁痛3年余。病史：患者诉近3年来饮酒后易出现右胁肋部疼痛不适，曾做检查彩超示：中度脂肪肝。现症见右胁肋部时有疼痛不适，饮酒后症状加重，平素易心慌、腹胀纳少，眠差，入睡困难，小便正常，大便每日1~2次，成形，舌质暗，苔白厚，脉沉滞。既往史：有高血压家族史，现高血压3年余，服用硝苯地平控制在130/80mmHg左右；否认乙肝史。处方：冬瓜子30g，生薏仁30g，白茅根30g，连翘10g，赤小豆30g，炒苍术10g，茯苓10g，滑石（包煎）30g，白蔻（后下）10g，郁金10g，干地龙10g，生甘草3g。20

剂，每日1剂，水煎分两次温服。

二诊： 服上方20剂，效可。右胁部疼痛减轻，近期无饮酒，现症见腹胀，纳差，眠可，二便可，舌质暗，苔白厚，脉沉滞。处方：苇根30g，冬瓜仁30g，生薏苡仁30g，桃仁10g，郁金15g，醋延胡索15g，茯苓10g，滑石（包煎）30g，生麦芽20g，炮山甲10g，大贝10g，生甘草6g。20剂，每日1剂，水煎分两次温服。

三诊： 服上方40剂，效佳。右胁部疼痛、腹胀明显减轻，纳食增加，现觉口干苦，眠可，二便可。处方：苇根30g，冬瓜子30g，生薏仁30g，炒苍术10g，清半夏10g，黄芩10g，郁金15g，醋延胡索15g，茯苓10g，滑石（包煎）30g，生麦芽20g，炮山甲10g，生甘草3g，生姜3片、大枣4个切开为引。20剂，每日1剂，水煎分两次温服。

【**按语**】脂肪肝属中医"胁痛""痰浊""肥气""痞满"等范畴。本病多由饮食不节或嗜食肥甘厚味、酒食内伤、积热内蕴使肝失疏泄，脾失运化，水湿内停，痰浊内生，瘀阻肝络，气滞血瘀而成。本案患者右胁痛，饮酒后加重，且脂肪肝，舌质暗，苔白厚，脉沉滞，为胁痛痰浊瘀阻型。张老惯用涤浊法治疗之。

4.涤浊法治疗痛风

余某某，男，63岁，病案号：201612024

初诊： 2016年12月7日，主诉：右足趾红肿热痛2年。病史：患者诉有痛风病史，近两年来时有右足趾红肿热痛，饮食稍不注意则疼痛剧烈，口淡、黏腻，纳食可，眠可，二便可。舌质红，苔黄厚腻，脉细。既往史：平时饮酒多，一周一次；脂肪肝；输尿管结石。处方：冬瓜子30g，生薏仁30g，滑石（包煎）30g，赤小豆30g，连翘12g，炒麦芽15g，炒神曲10g，炒山楂15g，甘草3g，土茯苓15g。20剂，每日1剂，水煎分两次温服。

二诊： 服上方30剂，效可。右足趾疼痛次数减少，疼痛明显减轻，现症见右足时有疼痛，觉身体困重，纳眠可，二便可。舌质红，苔黄厚，脉细。处方：苇根30g，冬瓜仁30g，生薏苡仁30g，桃仁10g，制半夏10g，陈皮10g，茯苓12g，泽泻10g，炒苍术15g，炒白术10g，炒神曲10g，栀子10g，生甘草6g。20剂，每日1剂，水煎分两次温服。

三诊： 服上方50剂，效可。右足疼痛基本未再出现，余无明显不适。处方：

冬瓜仁30g，生薏苡仁30g，制半夏10g，陈皮10g，茯苓12g，泽泻10g，炒苍术15g，炒白术10g，炒神曲10g，栀子10g，生甘草6g。20剂，每日1剂，水煎分两次温服。

【按语】急性痛风性关节炎是尿酸盐在关节及关节周围组织沉积引起的急性炎症反应。本病多数由于过食肥甘厚腻，加之长期饮酒，造成脾胃过用，脾运相对失健，湿热浊度内生，痰湿流注于关节、骨骼、肌肉，加之气血运行不畅而发病。湿浊之邪，重浊趋下，易袭阴位，正如《素问·太阴阳明论》中言："伤于湿者，下先受之。"故本病好发于跖趾关节、足趾关节。张老治疗本案选用涤浊法，以清湿热化痰浊。

5.涤浊法治疗头痛

季某某，男，33岁，病案号：201611080

初诊：2016年11月8日，主诉：头胀痛10余天。病史：既往有高血压病6年，服药不规律，血压控制在160/120mmHg左右，现症见头胀痛、口渴，纳眠可，大便质干，排便困难，有痔疮，无饮酒史，舌质红，苔黄厚干，脉沉滞。既往史：高血压病6年，痛风4年。处方：白茅根30g，滑石（包煎）30g，赤小豆30g，连翘10g，冬瓜子30g，生薏仁30g，炒苍术10g，干姜3g，土茯苓30g，川草薢30g，决明子30g。10剂，每日1剂，水煎分两次温服。

二诊：2016年12月28日，服上方40剂，效佳。现症见头胀痛消失，血压在（140~150）/（125~110）mmHg范围内，未服西药，纳眠可，小便正常，大便每日1次，黏滞不爽，有痔疮，便血，舌质红，苔白，脉沉滞，另诉性生活时间短。处方：上方决明子改为15g，加槐花30g，地榆15g，桃仁10g。10剂，每日1剂，水煎分两次温服。

三诊：2017年1月10日，服上方10剂，头胀痛症状未再发作，纳眠可，大便每日1次，不能食辛辣刺激之品，小便可。处方：守上方再服10剂，巩固疗效。

【按语】患者青年男性，头胀痛因高血压病引起，兼有痛风、舌质红、苔黄厚干、脉沉滞，为典型高血压病痰浊瘀阻型。高血压病属中医学"眩晕""头痛""肝阳上亢""中风"等范畴。《丹溪心法·头眩》有"无痰不作眩"的论述。高血压病病位在血脉，痰浊瘀阻是高血压病患者主要病机。脾虚失运，水谷精微不化，津液输布不畅，易生痰湿为患；痰湿内郁，又致气行不顺，气郁血滞，终见痰瘀同病，从而形成一个病理循环。张老治疗本案选用涤浊法。以千金苇茎汤合六一散加味，化痰祛湿、消浊、活血化瘀。

（三）疏利法

疏利法，即分陈治理、运行排遣水湿之邪的方法。此法常用于水湿津液失于输布，或表寒，或内热，或气虚而出现的气、血、水的郁（瘀）胀状态，即似肿非肿的经络湮淤证候。此病一般病程较长，时轻时重，检验无异常发现，或尿量正常，或出现小便量少，但因气血津液失于输布，出现循经处或有形，或无形的麻木、寒凉等有感、无感的经气不通的状态。常用的基本方有疏补相兼方，行气通络方，化痰通络方，疏肝健脾、利湿通络方及化瘀通络方。

1.疏利法治疗痹症（行气通络方）

王某某，女，35岁，病案号：201606119

初诊：2016年6月27日，主诉：浑身关节痛7年余。病史：既往有关节稍受凉即觉浑身关节窜痛症状，尤其是大关节，疼痛位置不固定，大约一年发作1~2次。从去年开始，受凉后关节痛频繁，冬轻夏重。曾在中医一附院查：血沉、C反应蛋白、类风湿因子（IgG、IgA、IgM）均在正常值范围内，服中药（具体药物不详）13天，症状未减。现症见：关节疼痛，位置不定，双手指胀，月经规律，时有小腹痛，得暖则舒。大便偏稀，服汤药后更稀。平时易上火，咽痛，扁桃体易肿大发炎，怕冷、喜饮热水。舌淡嫩，少苔，脉沉滞有力。中医诊断：痹证（风偏胜）。治法：行气通络，清热祛湿。处方：忍冬藤30g，生薏仁30g，防己10g，通草6g，木瓜30g，威灵仙10g，生白芍10g，菊花10 g（后下），炒白术10g，黄芩10g，炒白扁豆10g，生甘草6g。10剂，每日1剂，水煎分两次温服。

二诊：2016年7月10日，服上方10剂，关节疼痛症状较前减轻，但是在空调屋时间稍长，就觉关节不舒服，双手感觉稍胀，2天前觉咽喉有轻度疼痛，小便可，舌质淡，苔白，脉沉滞。处方：守上方加桔梗10g，香附20g。10剂，每日1剂，水煎分两次温服。

三诊：2017年8月1日，服上方20剂，全身关节游走性疼痛减轻，双手胀感也大大减轻，咽喉已不痛，现时觉肌肉会有疼痛，纳眠可，二便可。舌质淡，苔白，脉沉。处方：守上方加桂枝10g。10剂，每日1剂，水煎分两次温服。

【按语】本案为全身关节游走性疼痛，各项指标均正常，无明显腹胀及少尿，受凉易加重，且又易上火，双手胀。本病为典型的经络气滞，运行不畅而致的经络湮淤证。方选忍冬藤、生薏苡仁、木瓜、威灵仙、白芍、桂枝、通草、香附等行气通络之品，使气行络通，营卫调和，腠理畅达，郁胀自消；配伍菊花、黄芩起利咽解毒的作用。本方名为行气通络方，为张老经验方。本案所用疏利法为张老临证八法之一，常用于水湿失于输化，出现全身郁（瘀）胀，似肿非肿的经络湮淤证候。

2.疏利法治疗口涎（化痰通络方）

蒋某某，男，72岁，病案号：201612026

初诊：2016年12月7日，主诉：口水多，言语较前不利1年。病史：近1年出现口水多，语言较前不流利，精神意识正常，体力可，时觉腹痛，劳累加重，晨起轻，走路活动可，纳可，眠可，眠稍多，小便正常，大便2天1次，偏干，平时怕冷，手足冰凉，易出汗，脉沉弦，舌苔较厚腻，舌下脉络瘀。既往史：高血压病8年，服药控制可，现测血压130/80mmHg；血脂偏高，有嗜烟史。曾在当地医院查脑部CT示：腔隙性脑梗死。

中医诊断：湿困中土（湿气困脾）

处方：清半夏10g，陈皮10g，茯苓10g，炒苍术10g，厚朴10g，藿香（后下）10g，白蔻（后下）10g，生薏仁30g，炒神曲10g，黄芩10g，竹叶10g，生甘草3g，桃仁10g。10剂，每日1剂，水煎分两次温服。

二诊：2017年1月15日，服上方20剂，口水较前减少，语言不流利，易乏力，纳可，眠稍多，二便可。舌质淡，苔白较厚腻，脉沉弦，舌下脉络瘀。处方：清半夏10g，陈皮10g，茯苓10g，炒苍术10g，厚朴10g，藿香（后下）10g，黄芩10g，黄芪20g，桂枝12g，生甘草3g。10剂，每日1剂，水煎分两次温服。

三诊：2017年2月17日，服上方20剂，口水较前明显减少，语言也有所改善，但不明显，纳眠可，二便正常。舌质淡，苔白稍腻，脉沉弦。处方：清半夏10g，陈皮10g，茯苓10g，生薏仁30g，厚朴10g，黄芩10g，黄芪20g，桂枝12g，忍冬藤30g，桃仁10g，炒神曲10g，生甘草3g。10剂，每日1剂，水煎分两次温服。

【按语】《素问·宣明五气篇》："五脏化液：心为汗，肺为涕，肝为泪，脾为涎，肾为唾，是谓五液。"意为口涎异常多与脾脏有关。本案患者为痰、湿、热瘀阻，经络湮淤，水液失于输布，而为口涎较多症状。张老选用经验方化痰通络方（清半夏10g，陈皮10g，茯苓30g，炒枳实10g，竹茹10g，泽泻15g，丝瓜络30g，忍冬藤30g，生甘草6g）加减进行治疗。此方为温胆汤加味而成，妙在重用茯苓，既能益脾又能渗湿，使水湿之气潜然消去。忍冬藤清热通络，丝瓜络凉血行血通络，二者常伍用，能使经络中湮淤之邪，荡然无存。

3.疏利法治疗水肿（疏补相兼方）

刘某某，男，73岁，病案号：201607054

初诊：2016年7月11日，主诉：双下肢水肿4年余。病史：5年前因脑出血致右侧肢体偏瘫，现已坐轮椅5年；现白天双下肢水肿、按之凹陷，晚上休息后，晨起水肿减轻，右上肢能上举，双下肢无力，不能长久站立，行走需用拐杖，大便不干，舌淡胖，苔薄少，脉沉滞。既往史：脑出血。高血压、糖尿病10年，平时服药控制可，血压控制在130/80mmHg左右。中医诊断：本病初是血瘀及水，现是水瘀互结之候。治法：健脾、疏利、祛瘀。处方：炒苍术10g，炒白术10g，茯苓15g，防己10g，木瓜30g，生薏仁30g，三棱10g，文术10g，赤小豆30g，苏叶（后下）10g，黄柏6g，生姜3片为引。15剂，每日1剂，水煎分两次温服。

二诊：2016年8月15日，服上方30剂，下肢水肿程度较前减轻，但到下午时仍有水肿，有郁胀感觉，余无明显变化。舌淡胖，苔薄少，脉沉滞。处方：上方加黄芪15g。15剂，每日1剂，水煎分两次温服。

三诊：2016年9月20日，服上方30剂，下午下肢水肿、郁胀程度较前明显减轻，余可。处方：上方加忍冬藤30g。15剂，每日1剂，水煎分两次温服。

【按语】本案患者5年前脑出血后下肢瘫痪，本为瘀血阻滞脑窍，络脉不通，加上久病伤气，脾气亏虚，脾失健运，津液不能正常输布，水湿停聚，而致水肿。治疗上选择疏利法（疏补兼施法），以健脾、疏利、祛瘀为治则。

4.疏利法治疗郁胀（疏肝健脾，利湿通络方）

席某某，女，51岁，病案号：201603031

初诊：2016年3月7日，主诉：全身郁胀反复发作20余年。病史：患者诉近20年无明显原因出现全身反复郁胀，曾间断服中药治疗，但病情反复，现症见全身郁胀，情绪不佳时易发作，易头痛，时有心慌、胸闷，月经周期正常，量可，有血块，纳可，眠差，每晚睡约5小时，小便量少，色黄，大便黏滞，舌暗，苔黄稍腻，脉沉滞。既往史：眼部泪腺手术1年，甲状腺切除20余年。血压平时140/90mmHg。中医诊断：郁胀证。治法：疏利法。处方：炒苍术10g，炒白术10g，茯苓10g，猪苓10g，青皮10g，陈皮10g，炒枳壳10g，炒枳实10g，泽泻10g，木瓜30g，生薏仁30g，滑石（包煎）30g，赤小豆30g，大黄3g，生甘草3g。15剂，每日1剂，水煎分两次温服。

二诊：2016年5月11日，服上方35剂，效果平，症状稍有改善，现症见全身仍有郁胀感，自觉舌头木，无发麻感，心慌、胸闷症状消失，但心烦、眠差，1周前出现睡觉流口水，时有白带多，月经每次提前3~5天，量可，经前乳房胀痛，纳少，饮水多，小便量少，色黄，大便每日一次，黏滞，舌暗，苔薄黄，脉沉滞。处方：柴胡10g，白芍10g，当归10g，炒白术10g，茯苓30g，薄荷（后下）3g，制香附15g，木瓜30g，生薏苡仁30g，生甘草3g。15剂，每日1剂，水煎分两次温服。

三诊：服上方30剂，效佳。全身郁胀感明显减轻，舌头发麻症状已消失，现下肢仍有郁胀感，易急躁，纳少，眠差，大便每日一次，质黏，舌暗，苔薄黄，脉沉滞。处方：上方加百合15g，灯心10g，鸡内金（另包）30g。15剂，每日1剂，水煎分两次温服。

【按语】本案患者长期、反复全身肿胀与西医内分泌关系密切，属于西医特发性水肿范畴。中医称之为郁胀，其发生责之以肝：情志不畅，肝木不能条达，肝郁气滞，血不利而为水，泛溢肌肤，发为水肿。即气行则水行，气滞则水停。

5.疏利法治疗肩背痛（化瘀通络方）

郭某某，男，62岁，病案号：201604093

初诊：2016乃4月15日，主诉：右侧肩胛骨区内侧疼痛伴右上臂内侧肌肉痛20天。病史：患者诉20天前不明原因出现上症，因有肺气肿病史，遂到当地诊所输头孢类液体10多天，效不显，现症见右侧肩胛骨区内侧隐痛，右上臂内侧肌肉痛已不明显，晨起咳嗽，吐白黏痰，时有胸闷，咳嗽时右侧胸痛，口干不渴，脾气急，易怒，纳眠可，大便每日一次，成形，小便可。舌质暗红，苔白厚，脉沉滞。既往史：肺气肿4年，当地医院CT示肺气肿，右肺底局灶性慢性炎症，冠脉管壁多发钙化。处方：木瓜30g，威灵仙10g，酒白芍10g，连翘15g，姜黄10g，酒桑枝30g，生甘草6g。10剂，每日1剂，水煎分两次温服。

二诊：服上方20剂，右侧背部疼痛已明显减轻，现右上臂有麻木感，右侧肩胛骨内时有疼痛，咳嗽、吐白黏痰，口干，余可。舌质暗红，苔白厚，脉沉滞。处方：上方加冬瓜子30g，生薏仁30g，丝瓜络30g。10剂，每日1剂，水煎分两次温服。

三诊：服上方30剂，疼痛已不明显，麻木感也已减轻，胸闷、吐痰也减少，余可。处方：冬瓜子30，生薏仁30，木瓜30g，酒白芍10g，姜黄10g，酒桑枝30g，丝瓜络30，生甘草6g。10剂，每日1剂，水煎分两次温服。

【按语】本案患者肩背痛，责之于湿邪停滞，经络不通，挟痰挟瘀，上犯肩背。方中药味多为宣通之品，宣可去壅，通可行滞。木瓜、威灵仙、酒白芍祛湿通络；姜黄行血利气，具通利关节之功；连翘泻心火，除脾胃湿热；酒桑枝祛风湿，利关节，行水气。二诊后合冬瓜子、生薏苡仁、丝瓜络增祛湿降浊通络之效。凡是偏于经脉瘀阻者，用之颇效。

（四）达郁法

郁证临床多见，多因郁结痞滞，凝结不通所致。外感六淫，内伤七情，饮食失当，皆能生郁。郁要以开为先，注重"达郁"之法。张老根据《素问·六元正纪大论》"木郁达之，土郁夺之，火郁发之"之理创立达郁汤方，用于脏腑气郁、寒热交杂之证。症见腹胀，胁痛，纳呆，肠鸣，口苦，口黏，大便或干或溏，小便黄，舌苔薄腻或厚腻黄，脉象沉滞或弦滑等。方以柴胡、苍术为君，以疏木土之郁；臣以香附、草果助君药之用；佐以枳实理气，栀子、黄芩、蒲公英以清热，用于脏腑气郁、寒热交杂之证。本方裁于四逆汤、达原饮和越鞠丸，重心在肝脾，肝脾之郁得解则邪去正安，脏和气顺。然而，达郁汤虽能治郁，但不能治疗所有郁证，此方为张老治疗郁证的一得。常用处方：柴胡10g，白芍10g，炒枳实10g，炒苍术10g，制香附10g，草果6g，黄芩10g，栀子6g，蒲公英15g，防风3g，羌活3g，生甘草6g。水煎服，每日1剂，早晚各煎1次。

1.达郁法治疗郁证

牛某，女，33岁，病案号：2016110027

初诊：2016年11月9日，主诉：胸闷、短气1个月。病史：患者诉2016年9月1日行人工引产术后，心情抑郁，常欲哭，现胸闷、气短、呼吸困难、乏力，晚上加重，纳差，食后腹胀，眠差，入睡难，噩梦多，常惊醒，夜可睡4~5小时，大便溏，每日1~2次，末次月经为11月3日，量少，色可，有少量血块，经前双腿酸胀、乏力，小便正常，舌质淡红，苔薄腻，舌下脉络瘀，脉弦细。平素怕冷，手足冰凉。既往史：甲状腺功能减退史10年余，现服优甲乐50μg，1日2片。理化检查：查心电图示有心脏早搏。2016年9月27日查彩超：甲状腺纤维化。处方：柴胡10g，生白芍10g，当归10g，茯苓10g，炒白术10g，薄荷（后下）3g，制香附10g，苍术10g，枳实10g，党参12g，小麦30g，炒山药15g，生山药15g，生甘草6g，生姜3片、大枣3个切开为引。20剂，每日1剂，水煎分两次温服。

二诊：2016年12月3日，服上方20剂，效佳。自觉心情较前好转，胸闷症状也较前减轻，但仍觉乏力，食后易腹胀，两胁肋部不适，睡眠不佳，梦多，易上火，咽干痛，余无明显不适。舌质红，苔薄白，脉弦细。处方：上方加草果6g，香附10g，黄芩15g，栀子10g，夜交藤15g。20剂，每日1剂，水煎分两次温服。

【按语】本案患者情绪抑郁、欲哭、乏力、纳差腹胀、舌淡红，脉弦细。为典型的肝气郁结，气机不畅，升降失常，横逆犯脾，而致脾虚之症状。张老以达郁法治之，方用逍遥散疏肝健脾，加香附、枳实疏肝理气，苍术燥湿健脾，生、炒山药健脾利湿，党参健脾兼益气，兼以小麦健脾养心，从而调整入睡困难。

2.达郁法治疗糜烂性胃炎

杨某某，男，55岁，病案号：201612023

初诊：2016年12月7日，主诉：胃胀、烧心5年。病史：5年前开始出现胃部不适，烧心，偶有泛酸、嗳气，胃脘部有撑胀感，食欲不振，口中异味，纳食后自觉食物上至咽喉，有堵塞感，曾做胃镜检查诊为糜烂性胃炎，曾于他处服中药（健脾化湿类），效不佳。眠差，入睡难，多梦，大便溏，每日1次，尿频，尿急，乏力。舌质暗红，苔黄厚腻，根黑，脉沉滞，手掌红。中医诊断：木土壅郁。处方：川芎10g，炒苍术15g，炒神曲10g，制香附10g，焦栀子10g，柴胡10g，黄芩10g，清半夏10g，白蔻（后下）10g，砂仁（后下）3g，草蔻10g，生姜3片为引。10剂，每日1剂，水煎分两次温服。

二诊：2016年12月20日，服上方后，胃部撑胀感好转，咽喉堵塞感也较前有减轻，但纳食后仍觉食道处有憋闷、堵塞症状，食欲有所增加，仍时感烧心，余无明显异常。舌质暗红，苔白厚，脉沉滞。处方：上方加木香12g，煅瓦楞子30g。10剂，每日1剂，水煎分两次温服。

三诊：2017年1月12日，服上方20剂，食道堵塞感、胃部撑胀感均明显减轻，烧心症状也减少，稍食不慎则易胃部不适，眠可，舌质稍红，苔薄白，脉沉滞。处方：照上方续服10剂，嘱其注意饮食。

【按语】本案胃胀、烧心属肝胃不和。肝主疏泄，调畅情志，可促进脾胃运化和胆汁分泌，协助脾胃的消化吸收。脾气主升，脾气健旺，气血生化有源，肝体才能得以濡养。肝与脾相互协调，升降通顺，脾胃才能运化如常。如《素问·六元正纪大论》曰："木郁之发，……民病胃脘当心而痛，上支两胁，……食饮不下。"《沈氏尊生书·胃痛》曰："惟肝气相乘为尤甚，以木性暴，且正克也。"肝木旺则乘脾土，致使脾胃受损。本案方选越鞠丸合小柴胡汤加味，以达郁法治疗木土壅郁。

3.达郁法治疗胁痛（慢性胆囊炎）

常某某，男，64岁，病案号：201611009

初诊：2016年11月2日，主诉：右侧胁肋部疼痛20余年。病史：诉20年前患胆囊炎后出现右侧胁肋部疼痛，曾服清肝利胆片治疗，效不佳。现症见右侧胁肋部、肝区时有隐痛，胸闷，咳嗽，咯吐少量白色黏痰，食欲不振，纳差，眠差，梦多，小便正常，大便1~2次，偏干，舌暗红，苔黄厚，脉沉滞。既往史：胆囊炎20余年。处方：柴胡10g，白芍10g，炒枳实10g，天花粉10，当归10g，皂刺6g，桃仁10g，红花10g，大黄（后下）6g，苍术10g，草果6g，川楝子10g，元胡10g，炒白芥子10g，青皮10g，木香10g。10剂，每日1剂，水煎分两次温服。

二诊：2016年11月15日，服上方10剂，右侧胁肋部疼痛症状有改善，夜间疼痛症状较频繁，咳嗽胸闷减轻，吐痰减少，纳可，眠差，二便可。舌暗红，苔薄黄，脉沉滞。处方：柴胡10g，白芍10g，炒枳实10g，当归10g，桃仁10g，红花10g，川楝子10g，元胡10g，夜交藤10g，苍术10g，香附10g，栀子10g，炒枳实10g。10剂，每日1剂，水煎分两次温服。

三诊：2016年12月2日，服上方18剂，胁肋部疼痛症状较前明显减轻，咳嗽吐痰已基本愈，现觉右侧胁肋部仍时有隐隐不适，余可。处方：上方加黄芩10g。10剂，每日1剂，水煎分两次温服。

【按语】慢性胆囊炎是临床常见病、多发病，患者常自觉右侧胁肋部胀痛不适，并可向右肩部放射，同时伴有消化不良、恶心呕吐、呃逆等症状。本病属中医"胁痛""胆胀"等范畴，多由饮食失节，情志失调，或外感病邪，内传胆腑，以致胆失疏泄，肝气不舒，损伤脾胃或湿阻中焦影响脾胃气机升降运化，使肝胆失疏、脾胃虚弱而致病。本病的病位在胆，但与肝、脾、胃关系密切。张老认为肝郁气滞、脾胃虚弱是慢性胆囊炎的主要病机。以达郁法疏木土、肝脾之郁为治。

4.达郁法治疗食欲不振

蒋某某，女，35岁，病案号：201611031

初诊：2016年11月7日，主诉：食欲不振3年。病史：患者诉食欲不振3年，厌食，长期食流食多，眠差，入睡难，噩梦多，一夜仅睡3~4小时，月经易前提，经期5天，量少，色暗，有血块，月经第一天有痛经，经期自觉劳累，末次月经为2016年10月12日，阴部瘙痒，大便黏腻，一日一次，小便正常，平素怕冷，自觉小腹后腰凉甚，难以入眠，时有腰痛，晨起较甚。舌苔薄白，质略暗，脉沉弱。既往史：HP（＋），慢性盆腔炎。治法：疏郁醒脾。处方：柴胡10g，黄芩10g，党参10g，清半夏10g，苍术10g，炒枳实10g，草果6g，厚朴10g，枇杷叶（炒黄）3g，白蔻（后下）3g，炙甘草6g，蒲公英10g，生姜3片、大枣3个切开、小米（包煎）一撮为引。10剂，每日1剂，水煎分两次温服。

二诊：2016年12月7日，诉服上方30剂，效佳。纳食好转，睡眠好转，一夜可睡5~6小时，末次月经为2016年11月12日，量少，有血块，外阴瘙痒，平素易腰痛，大便较前好转，稍溏，一日一行，小便正常。舌质淡红，苔薄白，脉沉滞。另诉感冒一周，鼻塞，乏力，眠差。处方：炒麦芽10g，炒神曲10g，炒山楂15g，柴胡10g，苍术10g，黄芩10g，蒲公英15g，桑叶10g，竹茹10g，丝瓜络10g，清半夏10g，炒枳实10g，小米（包煎）一撮为引。10剂，每日1剂，水煎分两次温服。

【按语】食欲不振，即西医言功能性消化不良，病位在胃，与肝失条达、脾失健运、湿邪内生密切相关。肝主疏泄，脾主运化，胃主受纳，构成了相辅相成的协调关系。故治则上应以疏肝解郁，醒脾运脾为主。胃以通为顺，而通降之机尤需肝气的疏泄条达。本案为木气亢盛、疏泄太过，乘侮脾胃，致脾失健运，胃失和降，见胃胀、恶心、厌食等表现，疏肝醒脾是本病治疗之关键。张老方选小柴胡汤加味治疗，以小柴胡汤疏解肝郁，以苍术、厚朴、草果、枳实燥湿健脾助运化，方中使用小剂量枇杷叶、白蔻起醒脾之作用，加用蒲公英为治疗胃部疾患单验方。二诊调整用药后加用焦三仙，增强健运之功效。

（五）运通法

此法为治疗腑气不通，脾气失运之证。常见腹胀、纳呆、食少、嗳气、大便不畅、舌苔白厚等症状，脉多怠缓或沉滞。张老治疗此证，以运通为法，立运通汤方：槟榔10g，炒牵牛子6g，草豆蔻6g，砂仁6g，茯苓10g，炒麦芽15g，炒神曲10g，炒山楂15g，可加生姜、大枣为引。方中槟榔、牵牛子，通可行滞；豆蔻、砂仁醒脾畅中；以茯苓健脾渗湿，以焦三仙消运化滞。有热，可加黄芩；中寒胃痛气上逆者，加丁香。凡水、湿、食、气停滞之轻证，皆可运用此方随症加减。本法据"脾以运为健""腑以通为顺"之理而立，为脏腑同治之法。

1.运通法治疗胃胀

王某某，男，47岁，病案号：201611013

初诊：2016年11月4日，主诉：胃胀4个月。病史：半年前被诊为痛风后服中西药治疗，效果不佳，尿酸指标反复，后继发出现胃胀闷不适，饭后明显，无烧心、泛酸症状，纳可，近期眠差易醒，大便干，每一至二日一次，小便正常。舌淡红，苔稍黄腻，脉沉滞。中医诊断：脾失运化。处方：炒麦芽15g，炒神曲10g，炒山楂15g，茯苓10g，清半夏10g，炒卜子10g，白蔻（后下）3g，砂仁（后下）3g，制香附6g，槟榔6g，冬瓜子30g，生薏仁30g，生甘草3g。15剂，每日1剂，水煎分两次温服。

二诊：2016年11月20日，服上方15剂，胃胀减轻，饭后或稍食不慎仍有胃部不适，有不消化感，大便质可，每一至二日一次，舌淡红，苔白，脉沉滞。处方：炒麦芽15g，炒神曲10g，炒山楂15g，茯苓10g，清半夏10g，炒卜子10g，厚朴6g，木香8g，冬瓜子30g，生薏仁30g，生甘草3g。15剂，每日1剂，水煎分两次温服。

三诊：服上方15剂，胃胀明显好转，饮食后胃部不适症状和次数减少，舌淡红，苔白，脉沉滞。处方：炒麦芽15g，炒神曲10g，炒山楂15g，茯苓10g，清半夏10g，炒卜子10g，厚朴6g，木香8g，黄芩10g，陈皮6g，生甘草3g。15剂，每日1剂，水煎分两次温服。

【按语】本案胃胀属功能性消化不良餐后不适综合征，中医称为"痞证"。本病发生多在脾虚基础上，食滞于胃，致胃失和降，胃脘痞胀。临床表现以胃脘痞胀为主，食后加重，食欲不振。本病病程较长，病情容易反复，病机复杂，易出现虚实兼夹，攻补两难的情况。临证需要辨清虚与实孰轻孰重，故治疗以运脾为主，运通结合。用方以茯苓健脾；半夏、厚朴消痞；焦三仙消食导滞，健运脾胃；木香健脾消食；冬瓜子、薏苡仁化湿涤浊调整代谢。

2.运通法治疗口臭

徐某，男，43岁，病案号：201609128

初诊： 2016年9月28日，主诉：口臭2年余。病史：患者诉近2年来口中异味明显，未系统治疗，平素应酬饮酒多，每周2~3次，晨起口苦，时有烧心、不泛酸，口干，饮水一般，纳食可，食后胃部易痞满不适，眠差，易醒，醒后难以入睡，梦多，脾气急躁易怒，左侧偏头痛，服止痛片可缓解。大便每日1~2次，成形，小便黄，舌尖红，舌质暗，苔黄腻，舌下络瘀，脉沉滞。既往史：高血压6年，服药控制可。处方：炒麦芽15g，炒神曲10g，炒山楂15g，连翘10g，黄连6g，砂仁（后下）3g，滑石（包煎）30g，生甘草3g。10剂，每日1剂，水煎分两次温服。

二诊： 服上方10剂，口中异味减轻，睡眠好转，个人感觉较前有精神，纳可，大便每日1~2次，小便稍黄，舌尖红，舌质暗，苔黄腻，舌下络瘀，脉沉滞。处方：上方加茯苓10g，生薏仁30g，白蔻（后下）10g。10剂，每日1剂，水煎分两次温服。

三诊： 服上方10剂，口苦、口中异味明显减轻，服药期间因饮食不慎致胃部堵塞不适，胃胀，余无明显异常。处方：炒麦芽15g，炒神曲10g，炒山楂15g，枳实10g，槟榔6g，白术10g，连翘10g，黄连6g，生薏仁30g，冬瓜子30g。10剂，每日1剂，水煎分两次温服。

【按语】 中医对口臭的记述颇早，《诸病源候论·口臭候》曰："口臭，由五脏六腑不调，气上胸膈，……蕴积胸膈之间而生于热，冲发于口故气臭也。"《景岳全书·口舌》谓："口臭虽由胃炎，而亦有非火之异，……此则一为阳证，宜清胃热，一为阴证，宜补心脾。"脾开窍于口，脾和则口能知五谷，脾不运化则清阳不升，浊阴不降，即发生口臭。本案张老用运通法治之，认为脾健不在补，贵在运，治疗应运、消、利、通结合。

3.运通法治疗食欲不振（慢性浅表性胃炎）

张某某，女，37岁，病案号：201609007

初诊： 2016年9月2日，主诉：食欲差，饭后心下痞胀8年。病史：患者近8年无明显原因出现食欲差，饭后剑突下痞满不适，偶有疼痛、泛酸，灼热感，一直服用中药效不佳。近2天口干渴，饮水一般，偶有耳鸣，无头晕痛，眠差入睡困难，不急躁，体力可，大便不顺畅，质可，小便正常，月经正常，经前无乳胀，曾服过半夏泻心汤，脉沉滞，苔白略厚，质稍红。理化检查：7月3日查胃镜示为慢性浅表性胃炎。处方：草果6g，厚朴花10g，黄芩10g，炒槟榔10g，炒神曲10g，炒麦芽15g，炒山楂15g，大黄3g。15剂，每日1剂，水煎分两次温服。

二诊：服上方15剂，纳食较前增加，饭后胃部有撑胀不适感，偶有泛酸，眠一般，大便可，舌质稍红，苔白略厚，脉沉滞。处方：草果6g，厚朴花10g，黄芩10g，炒槟榔10g，炒神曲10g，炒麦芽15g，炒山楂15g，半夏12g，煅瓦楞子30g，砂仁（后下）3g，生姜3片、大枣4个切开为引。15剂，每日1剂，水煎分两次温服。

三诊：服上方15剂，纳食好转，胃部撑胀感减轻，舌质稍红，苔薄白，脉沉滞。处方：上方加党参15g，佛手10g。15剂，每日1剂，水煎分两次温服。

【按语】本案胃痞发生于餐后，胃镜示慢性浅表性胃炎。由于社会环境因素的影响，本病的发生率越来越高。西医治疗多采用促胃肠动力药，但存在病情易反复的情况。本病的发病主要与饮食不节、食无定时、情绪紧张关系密切，病位主要在脾胃，与脾失健运、腑气不通有关。治法采用运通法。方中半夏和胃降逆，消痞散结；槟榔、厚朴行气消积；砂仁化湿开胃；焦三仙消食导滞，健运脾胃。本方运通合用，使脾之清气能升，胃之浊气能降，脾胃气机顺畅，痞症自消。

4.运通法治疗胃痛

丁某某，女，80岁，病案号：201604135

初诊：2016年4月2日，主诉：胃脘部胀痛10年，加重半年。病史：患者诉近10年来无明显原因出现胃脘部闷胀，饥饿时明显，饮食生冷易发作，热敷或食热饮后减轻，胃痛发作时后背部有灼热感，近半年来上述症状较前加重。平时劳累后易出现胸闷心慌，易出汗、动则加重，口苦干黏，不渴，不欲饮水，大便干，3天一次，小便正常，眠差，入睡困难，易醒，舌质暗淡，舌下静脉粗，苔薄白，有裂纹，脉沉滞。既往史：风湿性心脏病20年，平时服用地高辛、螺内酯、华法林等药物；双下肢静脉曲张30年，双下肢轻度水肿；颈椎病10余年，双手麻。中医诊断：脾失其运，腑气不通证。治法：运通法。处方：全瓜蒌20g，草果6g，炒卜子10g，炒麦芽15g，炒神曲10g，炒山楂15g，大黄（后下）6g，炒二丑6g。10剂，每日1剂，水煎分两次温服。

二诊：服上方20剂，胃部胀痛、怕凉症状减轻，时有烧心，乏力，口黏，大便已正常，舌质暗淡，舌下静脉粗，苔薄白，有裂纹，脉沉滞。处方：全瓜蒌20g，草果6g，炒麦芽15g，炒神曲10g，炒山楂15g，冬瓜子30g，薏苡仁30g，生甘草3g。10剂，每日1剂，水煎分两次温服。

三诊：服上方20剂，效显，胃部胀痛明显减轻，口黏腻好转，仍有口苦，能吃饭，胃脘偶尔会痛，生气后症状会加重，舌质暗淡，舌下静脉粗，苔薄白，有裂纹，脉沉滞。处方：上方加清半夏12g，香橼10g。10剂，每日1剂，水煎分两次温服。

【按语】 本案胃脘部胀痛为虚实夹杂，中焦脾胃不运，腑气不降，故以通降为健运之本。方以全瓜蒌、大黄、炒二丑、炒卜子通降泻热，以通为法，治疗胃脘部胀痛，辅以治疗劳累后胸闷、心慌症状；以焦三仙消食导滞、运脾健胃，草果健脾开胃。二诊加冬瓜子、薏苡仁增强降浊之力。三诊加清半夏、香橼，增强行气化滞之力。

（六）燮理法

燮理法，即燮理阴阳法，既是一种治疗方法，也是一种指导思想。燮理阴阳出自《尚书·周官》："立太师，太傅，太保。兹惟三公，论道经邦，燮理阴阳。"初指大臣辅佐天子治理国事。中医学将其用于疾病的防治，成为疾病治疗的原则之一，即是通过调和、治理等方法，使阴阳双方恢复原有的平衡。疾病的发生从本质上说，是阴阳的相对平衡遭到破坏，出现偏盛或偏衰的结果。治疗则要求如《素问·至真要大论》所说，"谨察阴阳所在而调之，以平为期"。因此，燮理阴阳以促进"阴平阳秘"是临床疾病治疗的根本法则。

1.燮理法治疗癌性占位致大便频数

秦某某，男，72岁，病案号：201603205

初诊：2016年4月1日，主诉：大便频数2个月。病史：2016年3月14在河南大学淮河医院诊断示：乙状结肠癌性占位，乙状结肠黏膜慢性炎性腺体扩张。现近2月无明显原因出现大便次数多，每日10余次，便前无腹痛，大便不成形，时有脐周痛、腹胀，喜暖，厌食生冷，食冷物易腹痛，纳眠可，小便正常。舌质暗，苔黄腻，脉弦数。既往史：高血压5年，服西药控制可。辅助检查：2016年3月30日河大一附院：胰腺体尾部占位，考虑胰腺MT（胰腺癌）。中医诊断：肠积热。处方：炒车前子（包煎）15g，生车前子（包煎）15g，炒山楂15g，生山楂15g，炒山药15g，生山药15g，葛根15g，黄芩10g，黄连6g。15剂 每日1剂，水煎分两次温服。

二诊：2016年4月25日，服上方20剂，大便次数减少，每日5~6次左右，便质稍成形，只能饮热食，稍食凉则胃部不适，眠可，小便正常。舌质暗，苔腻，脉弦数。处方：炒车前子（包煎）15g，生车前子（包煎）15g，炒山楂15g，生山楂15g，炒山药15g，生山药15g，党参20g，白术10g，炮干姜10g。15剂，每日1剂，水煎分两次温服。

三诊：2016年5月15日，服上方20剂，大便次数每日3次左右，成形，量少，有乏力感，小便可。舌质暗，苔腻，脉数。处方：上方加升麻6g，葛根10g。15剂，每日1剂，水煎分两次温服。

【按语】本案是运用经验方山车汤治疗慢性泄泻的典型医案，属于燮理法。原方为生山楂15g，炒山楂15g，生车前子15g（包煎），炒车前子15g（包煎）。因本案患者脾虚较重，故原方基础上加入炒山药15g，生山药15g，此二药生、熟并用，亦是燮理阴阳之义。患者舌质暗、苔黄腻，内有积热，加入葛根芩连汤，清利胃肠道湿热。

2.燮理法治疗胃胀

黄某某，男，59岁，病案号：201604168

初诊：2016年4月25日，主诉：胃胀泛酸腹泻4年。病史：患者4年前术后受凉后出现胃胀、腹泻症状，曾在当地医院治疗（具体用药不详），效果不佳。现症见胃胀、腹泻，饭后明显，打嗝，泛酸，食欲可，大便时干时稀，有时夹杂不消化食物，眠可，小便可，舌红苔黄厚少津，脉细。既往史：右肾嗜酸性显色细胞癌部分切除术。

中医诊断：和热燮理。处方：葛根15g，黄芩10g，黄连6g，炒山楂15g，生山楂15g，炒车前子（包煎）15g，生车前子（包煎）15g。10剂，每日1剂，水煎分两次温服。

二诊：2016年5月10日，服上方10剂，胃胀、腹泻较前减轻，舌红苔黄厚少津，脉细。处方：守上方加生山药15g，炒山药15g。10剂，每日1剂，水煎分两次温服。

三诊：2016年5月25日，服上方10剂，胃胀、腹泻症状已愈。现症纳食少，不能食多，眠可，舌红苔薄黄，脉细。处方：守上方加炒白术20g。10剂，每日1剂，水煎分两次温服。

【按语】患者胃胀、打嗝、泛酸伴有腹泻，为阴阳、气血、脏腑功能失调，方用山车汤燮理阴阳，因内有积热，加用葛根芩连汤。二诊调整脾虚状态，加入炒山药、生山药，亦是燮理阴阳之义。

3.燮理法治疗腹泻

靳某，女，66岁，病案号：201604070

初诊：2016年4月13日，主诉：腹泻3年半。病史：患者近3年来稍食油腻即可出现腹泻、肠鸣，大便每日3~4次，质稀，便前时有腹痛。2013年2月份曾做肠镜无异常，胃镜示：慢性浅表-萎缩性胃炎伴糜烂，也曾住院治疗，断续服用汤药，效果可，但易反复。现症见纳差，不欲食，消瘦，近3年体重下降30斤，乏力，双腿走路时明显发抖，夜里双腿抽筋，稍食油腻即腹泻，便前腹痛，便后痛减，口干渴，不喜饮水，眠差，入睡难，需服安眠药，平时大便每日1次，成形，小便可，舌质淡，有裂纹，苔黄腻，脉沉乏力。既往史：2015年11月曾不慎摔倒，左侧坐骨骨折，走路时觉疼痛，乏力，2004年4月因尿毒症行"肾移植术"。处方：①炒车前子（包煎）15g，生车前子（包煎）15g，炒山楂15g，生山楂15g。7剂，每日1剂，水煎分两次温服。②生山药1 000g，鸡内金30g，1剂共为细面，每次30g为粥食之，每早一次。

【按语】本案是张老使用燮理法的典型病案。首先使用山车汤燮理阴阳治疗慢性腹泻，调整阴阳失调状态；再用生山药、鸡内金为粥食之，取自张锡纯资生汤及一味薯蓣饮，有强饮食健脾胃之义。

4.燮理法治疗颤证

马某某，女，70岁，病案号：201612021

初诊：2016年12月5日，主诉：左手足颤抖8年。病史：患者诉8年前被诊为帕金森病，症见手足震颤，左侧尤甚，晨起左胫疼痛，口苦，纳可，眠差，入睡难，舌红苔黄厚，脉弦细。既往史：高血压10年，服西药控制可；发现血糖高11年，因服西药致肠胃不适，故未服降糖药治疗。今测血压：140/76mmHg，中医诊断：阴虚阳亢挟痰。处方：生白芍15g，生山药30g，怀牛膝30g，生地10g，生麦芽15g，柏子仁10g，代赭石15g，生龙骨（包煎）30g，生牡蛎（包煎）30g。15剂，每日1剂，水煎分两次温服。

二诊：2017年1月10日，服上药30剂，手足震颤较前有所好转，震颤幅度较前减轻，次数较前减少，余可。舌红苔黄，脉弦细。处方：上方加麦冬15g，龟板10g。15剂，每日1剂，水煎分两次温服。

三诊：2017年1月25日，服药后手足震颤较前均有所减轻，纳可，睡眠也有所好转，但仍入睡困难。舌红苔薄黄，脉弦细。处方：照上方续服15剂。

【按语】本案老年女性患帕金森病，属于中医老年颤证范畴，辨证为阴虚阳亢挟痰型。本病病机以肝肾阴虚阳亢为本，风、火、痰、瘀为标。故治疗以滋阴潜阳为主。白芍、生地滋阴柔肝；山药味甘平补脾肾；牛膝活血祛风；龙骨、牡蛎重镇安神；代赭石平肝镇逆，且可凉血。肝藏阴血，位居膈下，主疏泄，性喜条达，故被称为"体阴而用阳"；肾藏志，主水，为一身阴阳之根本。帕金森病的治疗应注重肝肾阴阳的失调。其是病程较长、症状错综复杂、反复波动和逐步加重的帕金森病患者，不及早调治，有阴阳两虚的可能。

（七）固元法

元气，即人体真气，《素问·上古天真论》曰："恬淡虚无，真气从之，精神内守，病安从来。"元气有推动人体生长发育，抵御病邪侵袭和祛除病邪的作用，人要健康长寿，必须善于保养此气。张老临床常用菟丝子、补骨脂、淫羊藿、山萸肉、枸杞子、人参等培补元气，用于治疗一般元气虚弱之证，此法即临证八法之固元法。

1.固元法治疗过劳

孙某某，男，30岁，病案号：201612087

初诊：2016年12月12日，主诉：失眠3年。病史：诉入睡困难、多梦3年余，现症入睡困难，早醒，一夜仅睡3~5个小时，睡眠质量不佳，梦多，入睡即开始做梦，早起不觉困乏。平时易上火，近半个月晨起双膝关节憋痛，偶有腰部僵硬，晨起常干咳，少痰，纳可，大便质可，一日一行，小便正常，另诉有早泄症状。既往史：2015年查精子质量低下。舌质紫，苔淡白，苔薄黄，舌下脉络瘀，脉沉滞。今测血压130/80mmHg。中医诊断：过劳。处方：熟地15g，山萸肉10g，生山药30g，枸杞子10g，炒杜仲10g，当归10g，菟丝子10g，麦冬15g，女贞子15g。10剂，每日1剂，水煎分两次温服。

二诊：2017年1月20日，连服上方30剂，失眠有所改善，醒后入睡困难，梦多，双膝关节怕冷减轻，早泄，腰酸痛，急躁，纳可，二便可。苔淡白，苔黄稍腻，舌下脉络瘀，脉沉滞。处方：上方加琥珀粉（冲服）2g，生百合30g，竹叶10g，灯心草3g。15剂，每日1剂，水煎分两次温服。

【按语】肾为先天之本，人的生长发育衰老与肾脏的关系极为密切。《素问·上古天真论》中"女子七七""丈夫八八"的论述，说明了人体生长、发育、衰老的过程与先天禀赋的关系，从而提示衰老的关键在于肾气的盛衰。肾属水，主藏精，为元气之本，一身阴阳生化之根。肾的盛衰影响着元气的盛衰和生化功能的强弱，肾虚则元气衰，元气衰则生化功能弱，人的衰老就会加速到来。患者睡眠质量不佳，伴随腰、膝关节困，早泄，精子质量差，舌质紫，脉沉滞。考虑其为青年男性，故选用固元法培补元气，以右归丸为主，温补肾阳，进而提高元气温煦及推动生命活动的作用，改善过劳状态。二诊症状改善，但仍做梦较多，易急躁，苔黄稍腻，表明体内有微火之象，故加琥珀粉重镇安神，百合、竹叶、灯心清心除烦。

2.固元法治疗心悸

郑某某，女，34岁，病案号：201612025

初诊：2016年12月7日，主诉：心悸9年余。病史：诉9年前因考试劳累，受响声惊吓，便出现心悸，心慌，偶见胸闷，曾全面检查心脏，无明显异常。现症见时有心慌、心悸，数分钟后可自行缓解，劳累、惊吓或刺激后发作频繁，偶有胸闷，纳可，眠一般，梦多，小便正常，大便每日一次，便秘腹泻交替，月经先期3~7日，量少，色正常，经前乳房轻度胀痛，舌质红，脉细数。中医诊断：心悸（气阴不足）。治则：养心安神。处方：党参12g，麦冬15g，五味子10g，炒枣仁15g，茯苓10g，茯神10g，小麦30g，山萸肉10g，生龙齿15g，朱砂（冲服）0.3g，生甘草3g。6剂，每日1剂，水煎分两次温服。

二诊：2016年12月15日，服上方6剂，心慌发作较前减少，睡眠较前好转，梦多，大便稍干，舌质红，脉细数。处方：上方加黄芪15g，柏子仁10g。6剂，每日1剂，水煎分两次温服。

三诊：2016年12月25日，服上方6剂，心慌发作大为减少，眠时仍会做梦，余可。处方：上方加丹参6g，6剂，每日1剂，水煎分两次温服。

【按语】患者心悸9年，劳累、惊吓后频发，大便时干时稀可辨证为气阴两虚，心血不足，不能荣养心神，故发为心悸。方用生脉散加减益气敛阴，收敛心气，加以炒枣仁、小麦、茯神以养心安神，山萸肉补肝益肾、养血填精，龙齿、朱砂重镇安神，全方以养为本，以期气阴双补。二诊心慌症状明显减少，加黄芪、柏子仁以助养心安神之功。三诊心慌已大为好转。患者气阴不足日久，久必成瘀，故加丹参去瘀生新。

3.固元法治疗虚劳

赵某某，男，22岁，病案号：201612076

初诊：2016年12月9日，主诉：乏力3年余。病史：19岁时因无明显原因腹痛到当地医院就诊，被诊为再生障碍性贫血，遂在当地医院治疗，但效果差。现症见全身乏力，恶心呕吐，食欲差，纳少，输血后食欲可，面色萎黄，夜间易出汗，眠可，大便2天一次，稍干，小便正常，近3天口干不渴，不苦，饮水一般，舌淡苔白，脉较大。既往史：乙肝大三阳10年。中医诊断：虚劳。处方：桂枝10g，生白芍20g，生黄芪30g，饴糖（另包溶入）30g，炒麦芽15g，鸡内金10g，炙甘草6g，生姜3片、大枣3个切开为引。10剂，每日1剂，水煎分两次温服。

二诊：2017年1月3日，服上方20剂，觉恶心呕吐较前减少，食欲稍有改善。现仍觉乏力，易疲劳，易出汗，余无明显变化。处方：桂枝10g，生白芍20g，生黄芪30g，饴糖（另包溶入）30g，党参15g，白术10g，茯苓10g，炒麦芽15g，鸡内金10g，炙甘草6g，生姜3片、大枣3个切开为引。10剂，每日1剂，水煎分两次温服。

三诊：2017年1月26日，服上方20剂，整体症状有明显改善，身体较前有力，夜间较易出汗，纳食有好转，大便稍干，眠可，舌淡苔白，脉弱。处方：桂枝10g，生白芍20g，生黄芪30g，饴糖（另包溶入）30g，党参15g，茯苓10g，炒麦芽15g，鸡内金10g，麦冬10g，五味子10g，炙甘草6g，生姜3片、大枣3个切开为引。10剂，每日1剂，水煎分两次温服。

【按语】此案为年轻男性再生障碍性贫血，张老将中医诊断写为虚劳，治法选用固元法，方选黄芪建中汤合四君子汤加炒麦芽、鸡内金，以固护后天元气为主。《景岳全书·论脾胃》曰："故人之自生至老，凡先天之有不足者，但得后天培养之力，则补天之功，亦可居其强半，此脾胃之气所关于人生者不小。"人体元气充盛与否，不仅与来源于父母的先天之精有关，而且与脾胃运化功能、饮食营养及化生的后天之精是否充盈有关。若因先天之精不足而导致元气虚弱者，也可以通过后天的培育补充而使元气充实。这是张老治疗本病选方用药的依托。

4.固元法治疗反复感冒

刘某某，男，71岁，病案号：201606009

初诊：2016年6月3日，主诉：反复感冒3年。病史：从2013年感冒没治好后至今反复感冒。感冒时表现为打喷嚏，流清涕，背恶寒，乏力，曾在北京等多处中西医治疗，用胸腺肽等细胞免疫类药物，效不佳。也曾服中药600余剂，仍反复发作，每个月发作近10次，每次2~3天，服玉屏风散颗粒有效。现症为反复感冒，感冒时打喷嚏，流清涕，主要为背部恶寒，下肢不怕冷，不怕风，出汗多，得汗则舒，纳眠可，二便正常。背部经常热敷，当时效可，不持久，舌质暗，有瘀点，苔黄厚腻，脉细弱。既往史：高血压，服降压药效果可。处方：菟丝子10g，巴戟天10g，山萸肉10g，枸杞子10g，淫羊藿10g，桂枝10g，生白芍10g，冬瓜子30g，生薏仁3g，大黄2g，赤小豆30g，茵陈15g，桃仁10g。15剂，每日1剂，水煎分两次温服。

二诊：2016年6月29日，服上药平稳，现乏力，项背僵硬不适，恶风、胃寒，背部明显，易出汗，口和，纳可，二便正常，眠差，入睡困难，舌暗红，苔黄腻，口唇暗，脉沉滞。处方：白茅根30g，滑石（包煎）30g，车前草30g，通草6g，冬瓜子30g，生薏仁30g，炒枳实10g，生白芍15g，生甘草6g。15剂，每日1剂，水煎分两次温服。

三诊：2016年8月5日，服上药30剂，近20天未感冒，现无明显不适，易出汗，仍不能吹空调、吹风扇。口不渴，大便不干，舌质紫红，苔黄干，脉沉滞。处方：生黄芪30g，炒白术10g，防风10g，炒枳实10g，生白芍15g，冬瓜子30g，生薏仁30g，生甘草3g，生龙牡（先煎）各30g，枸杞10g，五味子10g。15剂，每日1剂，水煎分两次温服。

【按语】患者先时感冒未彻底治疗，后常反复发作，背部恶寒，汗出多，常年服药治疗而不愈，较为痛苦。其根源为久病，正气内夺，元气亏虚。张老首诊以自拟经验方固元汤为基础加味治疗，先补其元气，再行对症治疗，取得较好效果。

（八）灵动法

临床上有许多病适宜轻而取之，若用重剂会适得其反，此类病证，张老每用灵动法治之。如胃气虚弱，不耐药的患者，常见纳少、胃胀、噫气、喜暖恶寒、舌质偏淡、舌苔薄白、脉弱等，张老常用轻剂量香砂六君子汤加味，往往取得很好疗效；再如外邪袭肺较轻的咳嗽，视其风寒、风热的不同，亦宜用灵动法治之，一是因为病邪较轻，无须重剂，再者新感咳嗽，用药宜动不宜静，否则，不利于邪气外出。此法多用于小虚、小实之证，具有药味少，分量轻，或药味虽多而分量很轻的特点。张老认为灵动法的用药要避免呆滞、死板，尽量轻灵简当。如养阴忌纯用黏腻之品，久用易阻滞气机而碍胃；清热忌用苦寒之味，久用易损伤阴阳，并有凉遏之虞。

1.灵动法治疗胃痞

毛某某，女，29岁，病案号：201612007

初诊：2016年12月2日，主诉：胃脘部灼热、烧心10余天。病史：自觉时有胃脘部烧心、泛酸、嗳气，早饭后较明显，胃胀但不痛，纳可，眠一般，小便可，大便偏干，1~2天1次。舌质红，苔薄黄，脉沉滞。既往史：7年前因卵巢癌行"双侧卵巢全切术及子宫、淋巴结清扫术"，曾于肿瘤医院间断服中药预防治疗，近1年未服任何中药，现每年复查2次，各项指标全部正常。曾做乳房多发"纤维腺瘤"手术，现乳房无明显症状。中医诊断：肝（胆）气犯胃，胃气壅郁。处方：黄连6g，吴茱萸1g，炒神曲10g，煅瓦楞子30g，大黄3g。10剂，每日1剂，水煎分两次温服。

二诊：2016年12月15日，诉服药10剂后，觉胃部烧心、泛酸症状明显减轻，纳食后仍时有胃胀、嗳气，服药后大便质可，一天1~2次。处方：黄连6g，吴茱萸1g，炒神曲10g，煅瓦楞子30g，炒莱菔子10g。10剂，每日1剂，水煎分两次温服。

【按语】本案患者胃痞为肝（胆）气犯胃、胃气壅郁证，方选左金丸，并按原方6∶1配比，分别选用小剂量6g、1g，加用炒神曲醒脾开胃，以煅瓦楞子制酸止酸，用大黄3g泻热以推陈出新。二诊诉大便干缓解，去大黄，用炒莱菔子以消食除胀。

2.灵动法治疗痛经

高某，女，35岁，病案号：201611014

初诊：2016年11月4日，主诉：痛经8年。病史：患者诉近8年出现痛经，月经周期可，每次月经第一天，左少腹凉痛、胀，有少量血块，色可，经前乳房胀、不痛，白带正常。平素睡眠差，易醒，睡眠不好时心慌乏力；易口腔溃疡，月经后症状加重，手足凉，纳食可，二便正常。舌淡红，苔薄白，脉细。处方：芍胡汤加减。①生白芍30g，当归10g，炮干姜10g，炒小茴10g，醋元胡15g，炙甘草10g。6剂，每日1剂，水煎分两次温服。②炒枣仁15g，茯苓10g，茯神10g，川芎3g，小麦30g。夜交藤30g，清半夏10g，桑葚30g，桂圆肉（另包）15g，炙甘草6g，知母6g。10剂，每日1剂，水煎分两次温服。

二诊：2016年12月15日，诉月经前2日开始服药，12月5日月经至，5日后干净，腹痛较上次减轻，服第二方20剂，睡眠稍有好转，躺下1个小时左右睡着，每晚醒2~3次，余无明显异常。舌淡红，苔薄白，脉细。处方：①生白芍30g，当归10g，炮干姜10g，炒小茴10g，醋元胡15g，炙甘草10g。6剂，每日1剂，水煎分两次温服。②炒枣仁15g，茯苓10g，茯神10g，川芎3g，小麦30g，夜交藤30g，清半夏10g，桑葚30g，桂圆肉（另包）15g，黄芩15g，炙甘草6g。10剂，每日1剂，水煎分两次温服。

【按语】本案痛经为气滞寒凝型，所用芍胡汤，为张老经验用方。张老根据《医宗金鉴·妇科心法要诀》所言："凡经来腹痛，在经后痛，则为气血虚弱；经前痛，则为气血凝滞。"结合仲景芍药甘草汤为基础，组方芍胡汤，方以生白芍30g，醋延胡索15g，当归10g，炒小茴香10g，炮姜10g，炙甘草10g。经行小腹痛甚，加制香附15g；寒重，加乌药10g；血块多，加山楂炭15g；痛甚，合失笑散、五灵脂10g、蒲黄（包煎）10g；伴有呕吐，加清半夏10g、陈皮10g。全方虽药味少，但6味药刚柔并用，阴阳同施，以芍药甘草汤缓急止痛为基础，合醋延胡索加强活血止痛之力，以炮姜温中散寒，辅以炒小茴香、当归行气活血和血。该方重在行气活血，气血通畅，使冲任得以调和，而痛自止。

3.灵动法治疗血友病

曹某某，男，34岁，病案号：201612035

初诊：2016年12月5日，主诉：周身关节腔内反复出血。病史：诉自出生便患有血友病，现已30余年。全身关节腔处有出血，严重时靠输液治疗，曾服不明中药治疗，效果一般。现症见双侧踝关节腔出血，右侧肘关节出血，左侧膝关节出血，乏力较重，纳眠可，二便调，舌红，苔白，舌尖红，脉沉无力。舌下脉络瘀。处方：生黄芪30g，当归10g，仙鹤草30g，三七粉（另包吞服）3g，白及10g，阿胶（烊化）10g。10剂，每日1剂，水煎分两次温服。

复诊：2016年12月20日，服药后觉身体较前有力，关节疼痛较前有所减轻，关节活动较前有所好转。处方：生黄芪30g，当归10g，仙鹤草30g，三七粉（另包吞服）3g，白及10g，阿胶（烊化）10g。10剂，每日1剂，水煎分两次温服。

【按语】本案治疗久病本灵动法主旨，以当归补血汤配合补血止血药治疗关节腔反复内出血，药少而功效徐起。当归补血汤出自李东垣《内外伤辨惑论》，本治疗血虚阳浮发热证，为补气生血之基础方。当归补血活血，因有形之血生于无形之气，故重用黄芪既是治标也是治本，二者合用，补气生血，疗效确切。

4.灵动法治疗口腔溃疡

段某某，女，29岁，病案号：201611020

初诊：2016年11月4日，主诉：反复口腔溃疡、咽痛、口干渴3年余。病史：自2013年产后易出现口腔溃疡、咽痛、牙痛、双耳痛、头懵，晨起鼻涕带血丝，口干渴，饮水一般，饮不解渴，急躁易怒，自觉身燥热，月经周期可，经前乳痛，白带正常，纳食一般，眠差，梦多，大便时干时稀，小便正常，平时易疲劳，怕冷。舌淡，苔薄黄，脉沉滞。既往史：有心脏病史10年（心律不齐），外感时易觉心慌气短；有胃脘疼痛病史10年，冬天夜间易发，痛时呕吐清水，饮食不慎亦胃痛；近3年右侧肢体酸痛，受凉变天时加重。处方：炒麦芽15g，炒神曲10g，炒山楂15g，黄柏10g，砂仁（后下）3g，生甘草6g。10剂，每日1剂，水煎分两次温服。

二诊：2016年11月20日，服上药10剂，已有溃疡面逐渐痊愈，服药期间未再有新发溃疡，时有胃痛发作，睡眠较前有所好转，大便时干时稀，余可。处方：炒麦芽15g，炒神曲10g，炒山楂15g，黄柏10g，砂仁（后下）3g，柴胡10g，半夏

6g，白术10g，生甘草6g。10剂，每日1剂，水煎分两次温服。

【按语】本案口腔溃疡伴有急躁易怒、周身燥热及胃痛、牙痛等，为心肾不交、水火失济型，方用封髓丹加味，药味少药量小，张老每以之治疗顽固性口腔溃疡，效果非凡。此型口腔溃疡，虽有火热上炎之征，但因反复发作，长期不愈，正气已虚，脾胃虽有火，但其多虚实并见。治疗时，不能过用苦寒败胃之药，因正气越伤虚火越上浮；也不可一味过用滋阴降火滋腻碍胃之品，因中焦不能运化，则病越缠绵难愈。以封髓丹使虚热下潜，并合焦三仙消积化滞。二诊合柴胡、半夏、白术，疏肝和胃以运脾。

5.灵动法治疗胃痛

顾某某，女，60岁，病案号：201611019

初诊：2016年11月4日，主诉：胃胀、胃痛1月。病史：患者诉平素胃部不适，易烧心、泛酸。近1个月觉胃胀、胃痛明显，于本院做钡餐示：胃窦炎、重度胃下垂（至盆腔），胃体炎症，食管下段炎症，咽喉炎。自服黄连素、元胡止痛片效差。现症见胃胀、胃痛、纳可，饮食可，口苦，食欲可，眠可，熬夜多，大便每日一次，不成形，近1周大便每日2~3次，不成形，小便不利，尿血。舌尖稍红，苔薄白腻，舌下络瘀，脉沉滞。既往史：20岁时曾出现胃下垂，发现双肾结石半年余。处方：丹参30g，檀香（后下）3g，砂仁（后下）3g，黄连6g。6剂，每日1剂，水煎分两次温服。

二诊：2016年11月15日，服上药10剂，胃痛症状明显减轻，纳食后仍时觉胃胀、烧心、泛酸症状未再出现。大便每日1~2次，余可。处方：丹参30g，檀香（后下）3g，砂仁（后下）3g，黄连6g，白术15g，黄芪15g。6剂。每日1剂，水煎分两次温服。

【按语】本案为丹参饮加味治疗胃痛。丹参饮见于《时方歌括》，由丹参、檀香、砂仁组成，功能行气化瘀。方中丹参，味苦、微寒，能活血化瘀，善入血分，通血脉，化瘀滞，消癥积；檀香理气温中、和胃止痛；砂仁辛温，归脾、胃、肾经，气味俱厚，辛散温通，能醒脾和胃，快气和中，降胃阴而下食，达脾阳而化谷。张老因其药味少、功效专，而用之治疗胃痛，调整其剂量而使其能温清合用、消补润兼施。

二、经方论治篇

（一）半夏泻心汤

半夏泻心汤是治疗消化系统疾病的一首经典有效方剂，《伤寒论》中主治寒热错杂的痞证，一般认为脾胃虚弱、寒热互结心下是本方证的病机，张老认为"寒"的病机主要表现在患者不能饮冷食凉，食后则不舒，或痞胀或下利。热的病机主要表现在患者不能进食辛辣，食后则胃中有烧灼感、嘈杂感。舌质红、舌苔黄厚腻等，"中虚"的病机主要体现在因长期胃中不适、脾胃运化乏源而出现食欲不振、乏力、脉弱等。张老运用本方治疗口腔溃疡、急慢性胃炎、慢性胃溃疡、溃疡性结肠炎、慢性乙型肝炎等均有较好疗效。

1.半夏泻心汤合丹参饮加味治疗浅表性胃炎

张某某，女，62岁，病案号：201602116

初诊：2016年2月26日，主诉：餐后打嗝、泛酸近2个月。病史：近2个月前无明显诱因出现餐后打嗝、泛酸，时有烧心、剑突下针扎样不适感。诉多年来自觉胃寒，不能食凉、硬物，每食则腹胀，或腹痛腹泻，胃中不适。曾服用多种西药（不详）治疗效不佳。现症见：晨起口干，时有口苦，纳食一般，食凉易腹泻，食热易便秘，小便可，舌淡红，舌中部苔厚，舌下络瘀滞，脉沉滞。辅助检查：2016年2月25日胃镜示（本院）：①胃底黏膜下隆起，间质瘤？②非萎缩性胃炎；③十二指肠球炎。2016年3月10日Hp检查（本院）：DOB31.9（阳性）。处方：清半夏10g，党参10g，干姜10g，黄芩10g，黄连6g，厚朴10g，丹参30g，檀香3g，砂仁3g，炙甘草6g，大黄3g，大枣3枚为引。10剂，每日1剂，水煎分早晚两次服用。

二诊：2016年3月11日，诉服上方14剂，效佳。打嗝、泛酸及剑突下针扎样不适明显好转。现症见：饮食不慎时仍有烧心、泛酸。口干、黏，时苦，咽干、眼干、眼疲劳（诉有干燥症，未检查）。纳食一般，眠可，二便调。舌质淡，苔黄厚腻，脉沉弱。处方：上方加蒲公英15g，炒神曲10g。10剂，每日1剂，水煎分早晚两次服用。

三诊：2016年6月1日，服上方15剂，效佳。病情较前好转。现晨起口干、口苦，纳可，眠可，小便调，舌红，苔黄厚腻，脉沉滞。2016年5月26日武警医院胃镜示：①食道炎；②慢性浅表性胃炎；③幽门螺杆菌：阳性。处方：续服上方10

剂巩固疗效。

【按语】半夏泻心汤合丹参饮是张老治疗寒热错杂、挟瘀型胃痛的常用方，常用于脾胃虚弱为底，表现为寒热错杂，热、虚、瘀混杂的状态。半夏泻心汤出自张仲景《伤寒杂病论》，全方由7味药物组成，其中"半夏、干姜辛开而温，以散脾气之寒；黄芩、黄连苦泻而寒，以降胃气之热；人参、甘草、大枣甘温调补，和脾胃，补中气，以复中焦升降功能，此即辛开苦降甘补之法。"该方主治中焦寒热错杂之证，为调和脾胃阴阳的代表方剂。丹参饮由丹参、檀香、砂仁组成，主治气滞血瘀结于心胃的心脘腹疼痛，众多临床研究已表明丹参饮对消化性溃疡具有较好的疗效，被认为是抗溃疡的天然药物。张老常将两方合用治疗浅表性胃炎热、虚、瘀错杂，表现为腹胀、腹痛，烧心、泛酸，便秘或腹泻，舌质红或不红，苔厚腻等。

2.半夏泻心汤治疗咽痛

马某，男，36岁，病案号：201612011

初诊：2016年1月29日，主诉：咽部不适、咽痛2月余。病史：近2个月来自觉咽部异物感、堵塞感，反复疼痛，喜清嗓子，口干不渴，饮水多，曾服金嗓子润喉片，效可，易反复。现症见咽部异物感、堵塞感，饭后易胃胀、打嗝，纳可，平素饮酒、吃肉较多，大便1天1次，小便可，舌体胖，舌质暗红，苔黄薄腻，脉沉滞。处方：清半夏10g，干姜10g，党参10g，黄芩10g，黄连6g，茯苓10g，苏叶（后下）6g，厚朴10g，威灵仙10g，炙甘草6g，大枣3个切开为引。10剂，每日1剂，水煎分两次温服。

二诊：服上方10剂，效可，咽部堵塞感明显减轻，现症见咽部仍有不适，喜欢清嗓，饭后胃部痞满，二便可。舌体胖，舌质暗红，苔黄薄腻，脉沉滞。处方：清半夏10g，干姜10g，党参10g，黄芩10g，黄连6g，茯苓10g，苏叶（后下）6g，厚朴10g，炒山楂10g，炒神曲10g，炙甘草6g，大枣3个切开为引。10剂，每日1剂，水煎分两次温服。

三诊：服上方15剂，效佳。咽部不适感已基本消失，服药期间未出现咽痛，稍食多则易胃胀，纳可，二便正常。舌体胖，舌质暗红，苔薄白，脉沉滞。处方：清半夏10g，干姜10g，党参10g，黄芩10g，黄连6g，茯苓10g，厚朴10g，炒山楂10g，炒神曲10g，炒枳实10g，炙甘草6g，大枣3个切开为引。10剂，每日1剂，水煎分两次温服。

【按语】本案虽病位在咽喉，但其本在中焦脾胃，乃是由于素体脾虚，加之饮食不节，导致脾失健运，湿浊内生，日久湿郁化热成痰，湿热蕴结于中，痰气互结于上而发病，故方选半夏泻心汤合半夏厚朴汤加减，以半夏泻心汤辛开苦降，寒温并用，开中焦之通路以治其本，半夏厚朴汤化痰行气，散上焦之郁结以治其标，如此方可标本兼顾。

3.半夏泻心汤治疗失眠

周某，男，42岁，病案号：201611025

初诊：2016年3月4日，主诉：眠差1年余。病史：患者诉近1年来无明显原因出现眠差，入睡困难，严重时彻夜难眠，常服安眠药方能入睡。现症见：每晚需服甲钴胺、安定各1片方能睡3个小时，停药则入睡困难，心烦，浑身酸痛，梦多，白天觉头木，发胀，平素思虑多，善生闷气，饭后易胃胀，腹胀，食生冷易腹泻，稍动则心悸，胸闷，大便每日1~2次，成形，小便正常，舌质暗红，苔薄白，脉沉弱。既往史：肛周手术愈合不好，现反复肛瘘7年。处方：清半夏10g，干姜10g，党参10g，黄芩10g，黄连6g，炙甘草6g，大枣3个切开、小米（包煎）一撮为引。10剂，每日1剂，水煎分两次温服。

二诊：服上方20剂，睡眠好转，现每晚可睡4个小时左右，心烦较前好转，现仍需服安眠药才能入睡，身乏力，纳少，二便可。舌质暗红，苔薄白，脉沉弱。处方：上方加生龙牡（先煎）各30g，炒枳实10g，生百合30g，10剂。每日1剂，水煎分两次温服。

三诊：服上方30剂，效可，现安定片已减至半片，每晚能睡4~5个小时，纳食较前增加，食后仍稍有胃部不适，二便可。处方：清半夏10g，干姜10g，党参10g，黄芩10g，黄连6g，生龙牡（先煎）各30g，炒枳实10g，生百合30g，鸡内金（另包）30g，炙甘草6g，大枣3个切开、小米（包煎）一撮为引。10剂，每日1剂，水煎分两次温服。

【按语】心主神明，不寐之病多从心论治，但中医治病当审证求因，此患者虽以失眠为主症，但尚伴有腹胀、便溏等脾胃之症，究其缘由，乃是由于平素饮食不节，损伤脾胃，食积内停，酿成湿热，壅遏于中，湿热上扰，胃气不和，以致不得安寐。《素问·逆调论》曰"胃不和则卧不安"，此之谓也。故方选半夏泻心汤以寒热平调，和中安神。

4.半夏泻心汤治疗复发性口腔溃疡

刘玉梅，女，76岁，病案号：201603029

初诊：2016年3月4日，主诉：反复口腔溃疡3年余。病史：患者近3年来反复口腔溃疡，曾服黄连上清丸、外用药等，效不显，易反复。现症见口腔溃疡，自觉口中发热，如喝辣椒水，口腔黏膜易生疮、溃烂，口干明显，不渴，饮水不多，平素饭后易胃胀，空腹时胃部无明显不适，纳少，不敢食多，食生冷易胃中不适，大便稍不成形，每日1~2次，小便正常，眠可。舌质暗，苔厚，脉沉弱。处方：炙甘草g，清半夏10g，党参10g，干姜10g，黄芩10g，黄连6g。10剂，每日1剂，水煎分两次温服。

二诊：服上方10剂，口腔溃疡已基本痊愈，未再有新生疮面。现症见口中发热，口干，饭后腹胀，大便每日1次，质可。舌质暗，苔厚，脉沉弱。处方：上方加草果10g，炒枳实10g，鸡内金（另包）30g。10剂，每日1剂，水煎分两次温服。

【按语】脾开窍于口，其华在唇，《灵枢·五阅五使》认为"口唇者，脾之官也"，口唇之病多责之于脾，今患者既有口腔糜烂等胃热的表现，又有胃胀、便溏等脾虚的表现，乃是由于脾亏气虚，运化失司，湿浊内生，湿郁化热，酿成热毒，热毒循经上犯所致，其病寒热错杂，故用半夏泻心汤温脾化湿，清热解毒。

（二）柴胡桂枝汤

柴胡桂枝汤最早见于《伤寒论·辨太阳病脉证并治篇》："伤寒六七日，发热，微恶寒，支节烦疼，微呕，心下支结，外证未去者，柴胡桂枝汤主之。"其药物组成为：桂枝（去皮）、黄芩（一两半）、人参（一两半）、甘草（一两，炙）、半夏（二合半，洗）、芍药（一两半）、大枣（六枚，擘）、生姜（一两半，切）、柴胡（四两），为小柴胡汤和桂枝汤各半量相合而成。仲景将其运用于太阳少阳并病、气血阴阳失调及三焦津液不畅等证。东汉以来，历代医家在临证中对柴胡桂枝汤皆有着广泛的应用及发挥，张老认为柴胡桂枝汤为太阳、少阳并病，故而用桂枝汤以调和营卫、解肌发表；用小柴胡汤以和解少阳、通达表里。桂枝汤可调和阴阳，小柴胡汤疏达三阳之枢机，二方相合随症加减则有变化遂心、得心应手之妙。张老临证善用经方亦不弃时方，运用柴胡桂枝汤圆机活法，屡获奇效，现择其一二，简述如下。

1.柴胡桂枝汤治疗荨麻疹

孙某某，女，64岁，病案号：201612029

初诊：2016年12月7日，主诉：全身瘙痒断续发作7月余。病史：诉5月份去植物园游玩后出现全身荨麻疹，全身瘙痒，后于市中医院服药治疗，效可，但停药后复发。现症见不定时起疹，疹色发红，瘙痒难耐，天气热时尤甚，纳眠可，小便正常，大便每日3~4次，不成形，舌质暗，苔薄，有裂纹，脉沉滞。既往史：冠心病7年，高血压7年，服药控制在（110~150）/（70~90）mmHg范围内。中医诊断：风疹（风邪拂郁肌肤，营卫失和，三焦气化功能失调）。处方：桂枝10g，生白芍10g，柴胡10g，黄芩10g，清半夏10g，徐长卿30g，葛根30g，地肤子15g，槐花30g，川芎10g，炙甘草6g，生姜3片、大枣3个切开为引。10剂，每日1剂，水煎分两次温服。

二诊：2016年12月29日，服上方20剂，服药期间，全身瘙痒发作2次，大便每日1~2次，质可，余无明显异常。舌质暗，苔薄，有裂纹，脉沉滞。处方：桂枝10g，生白芍10g，柴胡10g，黄芩10g，清半夏10g，蝉蜕6g，川芎10g，当归10g，炙甘草6g，生姜3片、大枣3个切开为引。10剂，每日1剂，水煎分两次温服。

三诊：2017年1月20日，服上15剂，期间痒疹未再发作，纳眠可，二便可。舌质暗，苔薄，有裂纹，脉沉滞。处方：续上方10剂，巩固治疗。

【按语】荨麻疹发于皮肤，部位在肌表营卫，虽与风邪外袭密切相关，但其发病原因与脏腑功能的失调也具有相关性。本案患者因游玩后出现遍身荨麻疹，观其舌脉，素有气血不足之象。本案病机，张老将之定为"三焦气化功能失调"，故方选疏解太阳、少阳外邪，调和气血阴阳，通达三焦气化功能的柴胡桂枝汤。

2.柴胡桂枝汤治疗哮证

王某某，女，44岁，病案号：201608127

初诊：2016年8月29日，主诉：发作性气喘5年余。病史：患者5年前开始，每年3月底或8月底出现气喘，发作时呼吸困难，曾至我院诊为过敏性哮喘，也曾服中药治疗，效不佳。现为发作期，胸闷，气喘，喜深吸气，晨起喷嚏、鼻痒、流清涕，口苦，咯吐白痰，偶有咳嗽，胸部稍闷，身乏力，心稍烦，左耳鸣，纳一般，饮无偏好，眠差，二便调，月经可，舌质淡，边齿痕，苔白润，脉沉滞。既往史：脂肪肝10余年，过敏性鼻炎8年。处方：柴胡10g，黄芩10g，清半夏10g，党参10g，桂枝10g，生白芍10g，厚朴12g，杏仁10g，炙麻黄3g，炒苏子6g，炙甘草3g，生姜3片、大枣3个切开为引。7剂，每日1剂，水煎分两次温服。

二诊：服上方7剂，胸闷、气喘明显减轻，咯痰也减少。现症见身乏力，喜深吸气，纳可，眠差，二便可，舌质淡，边齿痕，苔白润，脉沉滞。处方：上方加桔梗3g，炒麦芽6g，桑叶6g。7剂，每日1剂，水煎分两次温服。

三诊：服上方10剂，效佳。胸闷、气喘已基本消失。现时有咯白痰，纳眠可，二便可。舌质淡，苔白润，脉沉滞。处方：续服上方10剂。

【按语】本案非单纯太阳外感证，亦非单纯脏腑实证。张老将之定位为太阳、少阳同病之太阳中风证及少阳半表半里证。方用柴胡桂枝汤加味，加用厚朴、杏仁、麻黄，既有桂枝加厚朴杏子汤平喘降逆之义，又有麻黄汤宣肺平喘之效。全方和解太、少两感，和营解卫，同时使少阳枢机得利，故症减邪消。

3.柴胡桂枝汤治疗畏寒怕冷

张某某，男，67岁，病案号：201609092

初诊：2016年9月23日，主诉：怕冷10多年，加重3年。病史：患者诉自小怕冷，易打寒战，一年四季皆有，冬季较明显。近3年怕冷症状较前加重，现症见自觉心中想到冷时即浑身打寒战，怕冷，发抖，加衣被后症状缓解。近半年因家事胸中不舒，时有气窜感，善太息，急躁易怒，口干不苦，纳眠一般，大便每日1次，成形，小便时黄，舌质紫暗，舌尖红，舌下络瘀，脉沉弱，平素易感冒，血压偏低。配偶于今年8月份因子宫内膜癌去世。处方：桂枝10g，生白芍10g，柴胡10g，黄芩10g，清半夏10g，党参10g，生龙牡（先煎）各30g，炙甘草6g，生姜3片、大枣3个切开为引。10剂，每日1剂，水煎分两次温服。

二诊：服上方10剂，效可。怕冷较前减轻，但较平常人仍要多加一件衣服。现症见怕风，怕冷，时有胸闷，口干，余可。舌尖红，质暗，苔白，脉沉弱。处方：上方加黄芪15g，白术10g，防风10g，醋香附10g。10剂，每日1剂，水煎分两次温服。

三诊：服上方20剂，效可。身怕凉症状改善，近1月未再感冒。现症见时有怕冷，乏力，善太息，纳眠可，二便可。舌质暗，尖红，苔薄黄，脉沉弱，处方：桂枝10g，生白芍10g，柴胡10g，黄芩10，清半夏10g，党参10g，川芎10g，芍药6g，香附10g，炙甘草6g，生姜3片、大枣3个切开为引。10剂，每日1剂，水煎分两次温服。

【按语】本案为典型太阳少阳并病，既有恶风怕冷等营卫不和的典型表现，又有口干、善太息、气窜等少阳证典型表现。张老认为病由外感而有太少证候者，本方主之；病因内伤而致太少证候者，本方亦佳。也即仲景《伤寒杂病论》所言："虽未能尽愈诸疾，庶可见病知源，若能寻余所集，思过半矣。"乃执简驭繁之法。

（三）柴胡加龙骨牡蛎汤

柴胡加龙骨牡蛎汤是在小柴胡汤方基础上去甘草，加龙骨、牡蛎、铅丹、大黄、茯苓、桂枝而成，意在和少阳，畅三焦，清阳明，镇心胆。柴胡加龙骨牡蛎汤见于《伤寒论》107条："伤寒八九日，下之，胸满烦惊，小便不利，谵语，一身尽重，不可转侧者，柴胡加龙骨牡蛎汤主之。" 金代成无己《注解伤寒论》对该条文注释如下"胸满而烦者，阳热客于胸中也；惊者，心恶热而神不守也；小便不利者，里虚津液不行也；谵语者，胃热也；一身尽重不可转侧者，阳气内行于里，不营于表也。与柴胡汤除胸满而烦，加龙骨、牡蛎、铅丹，收敛神气而镇惊；加茯苓以行津液、利小便；加大黄以逐胃热、止谵语；加桂枝以行阳气而解身重。错杂之邪，斯悉愈矣。"张老将本方广泛运用于临床，如失眠、癫痫、心悸、胃痛等病症的治疗，下文以其治疗颤证、汗证及失眠为例加以说明。

1.柴胡加龙骨牡蛎汤治疗颤证（帕金森病）

王某某，男，60岁，病案号：201610008

初诊：2016年10月10日，主诉：手颤、手抖1年余。病史：患者诉1年前无明显原因出现手颤、手抖，无力，于郑大一附院诊断为帕金森病，服用西药多巴胺效可。现手颤、手抖，纳可，眠一般，梦多，小便黄，大便每日1次，偏干，舌质红，舌体胖大，有裂纹，脉沉滞。处方：党参10g，黄芩10g，生龙牡（包煎）各30g，桂枝10g，磁石（包煎）30g，茯苓10g，清半夏10g，柴胡10g，大黄3g，钩藤（后下）30g，炙甘草6g，生姜3片，大枣3个切开为引。20剂，每日1剂，水煎分两次温服。

二诊：服上方20剂，效可，手抖症状有所减轻，现仍每天服多巴胺，纳眠可，大便质可，每日1次，舌质稍红，有裂纹，脉沉滞。处方：柴胡12g，黄芩9g，半夏9g，生龙牡各30g，桂枝6g，茯苓9g，炒大黄9g，党参9g，生姜6g，大黄6g，蜈蚣1条，生姜3片、大枣3个切开为引。20剂，每日1剂，水煎分两次温服。

三诊：服上方40剂，效可。自诉西药多巴胺药现已减量，改为每日一次，手抖症状也明显好转。纳眠可，二便正常。舌质稍红，舌体胖大，有裂纹，脉沉滞。处方：上方加陈皮9g，苏叶6g，黄连3g。20剂，每日1剂，水煎分两次温服。

【按语】颤证，即帕金森病（震颤麻痹），是常见的中老年疾病，以静止性震颤、肌肉僵直、运动迟缓、姿势反射障碍为特征。治疗方面，西医主要采取多巴胺替代治疗，但长期服用会出现疗效减退、症状波动、运动障碍等副作用，中医药治疗帕金森病有明显的优势。张老认为本病病在经脉，与肝有密切的联系。林佩琴《类证治裁》谓："风依于木，木郁则化风，为眩，为晕，为舌麻，为耳鸣，为痉，为痹，为类中，皆肝风震动也。"今肝气疏泄不利，气机壅滞为郁，肝郁日久，肝体失养，横逆犯脾，脾失健运，气血生化乏源，则导致风动。张老结合四诊及本病特性，方选柴胡加龙骨牡蛎汤为主治疗，以磁石替代方中铅丹，以党参替人参，加用蜈蚣息风止痉通络，全方共奏疏肝顺气、宁心安神、燮理阴阳之功。三诊加陈皮、苏叶、黄连以祛热醒脾。

2.柴胡加龙骨牡蛎汤治疗汗证（更年期综合征）

都某某，女，53岁，病案号：201601081

初诊：2016年1月15日，主诉：易紧张汗出3年余。病史：患者自诉4年前因投资做生意亏损，致精神压力过大后出现紧张，而后出汗。现症见：想事时易出现紧张汗出，白天出汗多，手足心汗多，自诉可以控制，有莫名恐惧感，遇事易想不开，曾诊断为"强迫症"，服抗抑郁药3年。平素怕风怕凉，纳食欠佳，近期体重下降较多，眠一般，大便稍干，小便可。停经3年，仍时有烘热感。外阴处有白斑，时有瘙痒，用皮炎平治疗。2016年1月11日郑大三附院病理示：（外阴组织）病变符合单纯型苔藓。舌质偏淡，苔白较厚，脉细滞。处方：党参10g，黄芩10g，生龙牡（先煎）各30g，桂枝10g，茯苓10g，清半夏10g，大黄3g，磁石（包煎）30g，柴胡10g，生甘草6g，生姜3片、大枣3个切开为引。10剂，每日1剂，水煎分两次温服。

二诊：服上方20剂，效可，出汗减少。现一紧张就易汗出，手足心汗多，纳食少，眠差，大便每日一次，质可，小便正常。舌质偏淡，苔白较厚，脉细滞。处方：党参10g，黄芩10g，生龙牡（先煎）各30g，桂枝10g，茯苓10g，清半夏10g，柴胡10g，鸡内金（包煎）20g，生甘草6g，生姜3片、大枣3个切开为引。10剂，每日1剂，水煎分两次温服。

三诊：服上方20剂，效可，手足心出汗明显减少。现容易紧张，但自己可有意识控制，纳食增加，其间因受凉感冒一次，现已基本愈。舌质偏淡，苔薄白，脉细。处方：上方加生黄芪30g，炒白术10g，防风6g。10剂，每日1剂，水煎分两次温服。

【按语】张老认为本病是由于少阳相火合并胃热上扰心气，心阳郁积不能散布，神不内守而惊扰不定。患者发病之初因为情绪紧张导致汗出过多，且有恐惧感，加之正值更年期，时有烘热，情绪紧张则汗出，为神志之证，多见抑郁胆小，易惊恐之人。表现或者为惊之甚，或者为心烦而惊恐不安。张老多用柴胡加龙骨牡蛎汤治疗这一类病证。方中柴胡疏肝解郁，主阳气下陷，能引清气上行，而平少阳、厥阴之邪热。又用大黄荡涤肠腑，去除停留在胃中的积滞所化郁热，及因胃热所引起的心烦。党参、大枣补脾益气，以防肝气郁结横逆侵犯脾胃；用生姜以助脾之运化，恢复脾升功能；用牡蛎、清半夏化去全身各处的郁痰，使水液代谢恢复畅通，再用茯苓以助水湿运化；桂枝温经通脉以调和营卫，龙骨、牡蛎、磁石震摄浮阳而使神魂安定，使错杂之邪从内外而解。

3.柴胡加龙骨牡蛎汤治疗失眠

马某某，女，51岁，病案号：201602084

初诊：2016年2月22日，主诉：受惊吓后失眠1年。病史：2015年3月因独自在家时受惊吓引起睡眠差，之后出现一躺下就害怕，曾在他处服归脾汤类中药治疗，初期有效，服两个月后效不佳。服安眠药每次2片，效果亦不好。现在陕西中医药大学第一附属医院按失眠住院治疗，效不佳。月经在受惊吓之后紊乱，已停经2个月，现多汗，无睡意，体重下降20斤，纳少，食后胃胀、烧心，嗳气，便秘，小便正常，前两天喝酸枣仁后，睡眠更差。舌质淡红，苔薄白，脉沉弱。理化检查：在西京医院检查没有深睡眠；胃镜示慢性浅表性胃炎伴糜烂、胃息肉。处方：党参10g，黄芩10g，生龙牡（先煎）各30g，磁石（包煎）30g，茯苓10g，清半夏10g，柴胡10g，酒大黄（另包后下）6g，桂枝10g，小麦30g，炙甘草6g，生姜3片、大枣3个切开为引。15剂，每日1剂，水煎分两次温服。

二诊：服上方15剂，效可。现晚上有睡意，每晚可睡3~4个小时左右，但入睡困难，纳食好转，易胃胀，近期无烧心、嗳气，大便可，余无明显不适。舌质淡红，苔白稍厚，脉沉弱。处方：清半夏10g，陈皮10g，茯苓10g，炒枳实10g，党参10g，黄芩10g，生龙牡（先煎）各30g，磁石（包煎）30g，柴胡10g，丹参15g，桂枝10g，小麦30g，炙甘草6g，生姜3片、大枣3个切开为引。15剂，每日1剂，水煎分两次温服。

三诊：服上方20剂，效可。安定片已减至每晚1片，躺下1个小时左右可入睡，每晚可睡4~5个小时，胃胀及纳食较前好转，但晚上时有烧心症状，二便可。舌质淡红，苔白稍厚，脉沉弱。处方：清半夏10g，陈皮10g，茯神10g，炒枳实10g，党参10g，黄芩10g，生龙牡（先煎）各30g，磁石（包煎）30g，柴胡10g，丹参15g，桂枝10g，煅乌贼骨（包煎）30g，小麦30g，炙甘草6g，生姜3片、大枣3个切开为引。15剂，每日1剂，水煎分两次温服。

【按语】本案患者因受惊而发病，加之正值更年期，睡眠差、害怕、胃胀、便秘等。张老认为其病机表现为三焦不利、虚实并见，因受惊而气机不得宣畅，致阴阳不调，阳不入阴。受惊、失眠，为神志之证，与肝胆及心神密切相关，邪犯少阳胆经，郁而化火上炎，心神受其郁滞，故有少阳、阳明、太阴三病合病象。方选柴胡加龙骨牡蛎汤，将和解少阳、清肝胆火、益气温脾、泄热通腑等法用于一，解本病少阳不利、少阳胆火上炎、太阴脾虚运化失职无力、阳明胃腑实三证共存之情况。二诊诸症减轻，加用理脾祛痰、活血安神之药继续治疗。

（四）大柴胡汤

大柴胡汤首见于张仲景《伤寒杂病论》，由柴胡、黄芩、半夏、枳实、芍药、大黄、生姜、大枣组成。大柴胡汤在仲景书中分别见于《伤寒论》103条、136条、165条及《金匮要略·腹满寒疝宿食病脉证治第十》第十二条。根据原文描述，大柴胡汤证以往来寒热、胸胁苦满、郁郁微烦、呕不止、心下急或痞硬、大便难下或下利不畅，伴见小便色黄，苔黄少津，脉弦数为主症。张老将大柴胡汤广泛应用于胆汁反流性胃炎、食管炎，急、慢性胃炎，消化性溃疡，功能性消化不良，阑尾炎，习惯性便秘等胃肠疾患，也见用于过敏性紫癜、急性扁桃体炎、乳腺炎、带状疱疹、糖尿病、高脂血症等内、外、妇、儿疾病的治疗，皆有较好疗效。

大柴胡汤治疗干呕呃逆

李洁，女，29岁，病案号：201612137

初诊：2016年12月21日，主诉：阵发性干呕、呃逆2月。病史：自诉从小脾胃功能差，经常在当地附近诊所治疗（具体用药不详），但效果不明显。现症见干呕，呃逆，每于饮冷、坐车之后加重，纳可，口气较大，眠可。月经提前2~3天，量少，色暗，无血块，经前反应不明显，经行必泻，泻后痛减，小便正常，大便易干。舌暗，苔厚，舌下脉络不明显，脉沉滞。辅助检查：①肝右叶稍强回声（肝内血管瘤）；②血压长期低于90/60mmHg，今测血压102/62mmHg。处方：柴胡10g，黄芩10g，清半夏10g，炒枳实12g，生白芍10g，大黄（后下）6g，生姜3片、大枣3个切开为引。10剂，每日1剂，水煎分两次温服。

二诊：2017年1月3日，服上方10剂，干呕、呃逆症状减轻。现不能食多，饭后觉胃部不适，有干呕的感觉，自觉口中异味大，眠可，二便正常。舌暗，苔厚，脉沉滞。处方：柴胡10g，黄芩10g，清半夏10g，炒枳实12g，厚朴9g，炒卜子9g，生姜3片、大枣3个切开为引。10剂，每日1剂，水煎分两次温服。

三诊：2017年1月15日，服上方10剂，干呕、呃逆症状已消。现饮食需注意，不能多食不易消化食物，月经期泄泻，眠可，二便正常。舌暗，苔厚，舌下脉络不明显，脉沉滞。处方：守上方加白术20g，茯苓20g，生姜3片、大枣3个切开为引。10剂，每日1剂，水煎分两次温服。

【按语】本案所治疗干呕，多为机体功能失调，肝胆郁阻，内热蓄积，脾胃不和，枢机不利。《内经》言："诸逆冲上，皆属于火；诸呕吐酸……皆属于热。"治疗用大柴胡汤通腑泄热，降浊排毒，疏肝利胆，调和脾胃。方用柴胡、黄芩和解少阳，加白芍助柴胡、黄芩清利肝胆，以利枢机；大黄、枳实泻热降浊，以利药毒排泄；半夏和胃降逆止呕；姜、枣既助半夏和胃止呕，又可调和诸药，并助脾升胃降。且半夏、生姜合为小半夏汤，如《金匮要略·呕吐哕下利病脉证治第十七》中："诸呕吐，谷不得下者，小半夏汤主之。"患者二诊诉脾胃不和，加厚朴、卜子，消食和胃；三诊行经腹泻加白术、茯苓以渗湿止泻。

（五）当归芍药散

当归芍药散出自《金匮要略·妇人妊娠病脉证》篇，"妇人怀娠，腹中疗痛，当归芍药散主之"。原为治疗妇人妊娠腹痛及腹中诸疾痛之要方。

当归芍药散治疗脐周痛

吕某某，男，45岁，病案号：201612093

初诊：2016年12月14日，主诉：腹痛1年，脐周痛1月。病史：患者诉近1年无明显诱因出现腹痛，发作无规律，疼痛程度不重，曾在当地医院做各种检查未见明显异常，近1月自觉晚饭后时有脐周疼痛感觉，按之痛甚。现症见腹痛，晚饭后脐周痛，平素易上火，咽喉红肿疼痛，常吐黑痰，状如米粥，纳眠可，小便频，大便可，每日2次。舌质紫，苔黄厚腻，脉沉滞。既往有吸烟、饮酒史。处方：当归芍药散、失笑散加减。川芎10g，当归10g，生白芍30g，泽泻15g，炒白术12g，茯苓12g，五灵脂10g，蒲黄（包煎）10g，黄芩10g。10剂，每日1剂，水煎分两次温服。

二诊：2016年12月23日，服上方10剂，脐周痛症状大为减轻，腹痛仍时有发作，昨天咽喉开始疼痛，纳可，眠一般，小便频，色黄，大便每日1~2次，舌质暗，苔黄厚，脉沉滞。处方：较上方加桔梗10g，牛蒡子10g。10剂，每日1剂，水煎分两次温服。

三诊：2017年1月6日，服上方10剂，脐周痛已消失，腹痛较前发作减少，咽喉肿痛已有减轻，有黑痰，纳眠可，大便每日1~2次。舌暗，有齿印，苔黄厚，脉沉滞。处方：川芎10g，当归10g，生白芍30g，泽泻15g，炒白术12g，茯苓12g，黄芩10g，桔梗6g，百合10g，忍冬藤20g。10剂，每日1剂，水煎分两次温服。张老嘱其戒烟忌酒，少食辛辣油腻之品。

【按语】本案用当归芍药散治疗男子脐周痛而效佳，因方中当归、芍药、川芎调肝养血活血，茯苓、白术、泽泻运脾行水，共奏调肝脾、理气血、利水湿之效。合失笑散加强活血祛瘀、散结止痛之效。两方合用使血畅而水行，故能速愈。张老常用此方治疗脐周板急、小便短少之腹痛，无论男女老幼服之皆可立效，非仅用于妇科病证。脐周痛之病机在于肝脾两脏，肝血虚则疏泄失调，气滞血瘀；脾气虚则运化失常，水湿内停，因虚致实，造成虚实夹杂之局面。故张老运用此方常重用白芍以敛肝、和营、止痛。

（六）桂枝甘草龙骨牡蛎汤

桂枝甘草龙骨牡蛎汤，即桂甘龙牡汤，《伤寒论》原文有两处载有："火逆下之，因烧针烦躁者，桂枝甘草龙骨牡蛎汤主之。" 原方主治因伤寒误下后，又因火致逆，以致心阳受损，心神被扰，烦躁不安。本方潜阳镇逆收敛神气，主要用于心阳虚而致烦躁不安、失眠等疾病。

桂枝甘草龙骨牡蛎汤治疗失眠

吴某某，女，46岁，病案号：201601077

初诊： 2016年1月15日，主诉：眠差5年余。病史：患者诉5年来睡眠较差，近1年加重，曾按焦虑抑郁症中西医结合治疗半年，效可，但易反复。1年前服汤药后出现自觉口中发凉，鼻子吸气凉，持续至今。现症见：眠差，易惊醒，醒后难以入睡，心中难受，心慌，思虑多，心烦，脾气大，自觉口中发凉，饮热水缓解，鼻子吸气凉，冬重夏轻，舌根部两侧易疼痛，月经周期可，易前提3~7天，经前乳胀不明显，大便1天1次，不成形，小便可，舌质暗红，苔腻，略黄，脉沉滞，易手脚凉。既往史：2016年1月于当地医院查血常规示贫血（未见检查单）；乳腺增生；平时服泻火药后觉热更大，曾在他处用黄芪、附子、人参、干姜等药效果不佳，但用黄连后亦反觉症状加重。中医诊断：不寐（阴阳失调，痰瘀阻滞）。处方：桂枝10g，炙甘草10g，生龙牡（包煎）各30g，清半夏10g，川芎10g，郁金10g。5剂，每日1剂，水煎分两次温服。

二诊： 服上方10剂，睡眠好转，每晚醒3~4次，可睡4~5个小时，醒后觉身体疲乏感减轻。现症见：易醒，心烦，急躁，纳可，手脚凉，舌质暗红，苔腻，略黄，脉沉滞。处方：桂枝10g，炙甘草10g，生龙牡（包煎）各30g，清半夏10g，合欢皮20g，茯神10g，丹皮10g。5剂，每日1剂，水煎分两次温服。

三诊： 服上方10剂，每晚夜醒2~3次，较前减少，可睡5个小时左右，心情较前愉悦，纳可，大便每日一次，不成形，舌质稍暗，苔薄白，脉沉滞。处方：桂枝10g，炙甘草10g，生龙牡（包煎）各30g，清半夏10g，黄芪30g，合欢皮20g，茯神10g，远志10g。5剂，每日1剂，水煎分两次温服。

【按语】 不寐，即失眠，古代文献中亦有称"目不暝""夜不暝""不得眠""不得卧"等。失眠的原因，多由心脾肝肾及阴血不足，其病理变化，总属阳盛阴衰，阴阳失交。张老在多年临床工作中，发现不寐证多以阴虚证为多，具有阴虚不得敛阳、虚阳浮越于外之病机特点。桂枝甘草龙骨牡蛎汤以桂枝、甘草补益心阳，龙骨、牡蛎重镇收涩，潜敛心神以治烦躁失眠。本方通过滋阴潜阳而调和阴阳，使阴阳协调，心神安宁，神有所安而睡眠协调。张老认为桂枝甘草龙骨牡蛎汤是升降配伍的方剂，其中龙骨、牡蛎抑亢阳下交于阴，桂枝启阴气上交于阳，乃平衡阴阳大法。张老以之为主方，常用于心气虚伴心阳亢盛型失眠，取其益气镇惊、潜阳安神之意。

（七）黄芪建中汤

黄芪建中汤出自《金匮要略·血痹虚劳病脉证并治第六》："虚劳里急，诸不足，黄芪建中汤主之。"由小建中汤加黄芪而成，方药组成为黄芪、芍药、桂枝、炙甘草、生姜、大枣、饴糖。治疗中焦虚寒之虚劳里急证，就是"急者缓之必以甘，不足者补之必以温"，清代尤在泾《金匮要略心典》曰："里急者，里虚脉急，腹中当引痛也。诸不足者，阴阳诸脉并俱不足，而眩、悸、喘、渴、失精、亡血等证相因而至也。急者缓之必以甘，不足者补之必以温，充虚塞空，则黄芪尤有专长也。"《金匮要略方义》言："此方乃小建中汤加黄芪而成，黄芪为补气扶弱之品，得饴糖则甘温以益气，得桂枝则温阳以化气，得白芍又有益气和营之效。综合全方，其补虚益气之功优于小建中汤。"张老善于运用黄芪建中汤治疗男子虚劳、虚寒性胃溃疡、乙肝等，此方有柔肝缓肝之效，对于肝气不舒、横逆克脾有阻止作用，同时建中补脾，将脾胃强壮以后，也会免受肝木之克。

黄芪建中汤加减治疗虚劳（再生障碍性贫血）

赵某某，男，22岁，病案号：201612076

初诊：2016年12月9日，主诉：纳差、乏力3年余。

病史：3年前因腹痛至医院检查，发现再生障碍性贫血，在当地医院服西药治疗（具体不详），效果差。现症见全身乏力，恶心呕吐，食欲差，纳少，输血后食欲可，夜间易出汗，眠可，近3天自觉口干，但不苦，不欲饮水，大便2天1次，便质稍干，小便正常。既往史：发现乙肝（大三阳）10余年。面色微黄，舌质淡苔白，脉较大。

中医诊断：虚劳（脾胃虚寒证）。

处方：小建中汤加减。桂枝10g，生白芍20g，生黄芪30g，饴糖（另包溶入）30g，炒麦芽15g，鸡内金10g，炙甘草6g，生姜3片、大枣3个切开为引。10剂，每日1剂，水煎服。

二诊： 2017年1月6日，服上方17剂，自觉恶心呕吐、食欲差、纳少症状较前改善，现症仍觉乏力，纳食仍较少，手心汗出。舌体胖大，苔白水滑略黄，脉较虚大。处方：桂枝10g，生白芍20g，生黄芪15g，饴糖（另包溶入）30g，当归10g，炙甘草6g，生姜3片、大枣3个切开为引。10剂，每日1剂，水煎服。

三诊： 2017年2月8日，服上方30剂，未再出现恶心呕吐现象，纳食较前增加，体力也较前增加。现症仍时觉乏力，活动稍加则症状明显，余无明显异常。舌体稍大，苔白。处方：桂枝10g，生白芍20g，生黄芪30g，饴糖（另包溶入）30g，当归10g，党参20g，生姜3片、大枣3个切开为引。10剂，每日1剂，水煎服。

【按语】本案的辨证要点在于脾胃虚寒证以气虚为主：乏力，食欲差，纳少，夜间汗出，口干不欲饮水。方中黄芪补益脾胃，建立中气，益气生血。饴糖补益脾胃，生化气血，缓急止痛。芍药养血补血，缓急止痛。桂枝温阳化气，辛散升举。生姜温暖脾胃。大枣、甘草，补益脾胃，和合中气。

（八）麻黄连翘赤小豆汤

麻黄连翘赤小豆汤出自《伤寒论》262条："伤寒瘀热在里，身必黄，麻黄连翘赤小豆汤主之。"本方用于治疗湿热发黄偏表，湿与热合、互结于里的湿热发黄早期。其基本病机在于湿热熏蒸于表或湿热兼表，辨证要点应为身黄、目黄、皮肤黄（如橘子色），小便不利而色黄，心烦，口渴，身痒，无汗，甚至水肿，或伴恶寒、发热等表证。张老临证用于湿热郁蒸于表或兼有表证的湿热证。张老认为麻黄连翘赤小豆汤证不独见于外有风寒，内有湿热证，也可见于湿热外蒸，郁滞于表证；若从发黄一证论之，则麻黄连翘赤小豆汤证多见于湿热发黄的早期，由于病邪郁表，腠理闭塞而无汗；水湿郁热不得泄越而蓄积于内，影响三焦气化，水道不通则小便不利，致使邪无出路，与热相合，熏蒸肝胆而导致发黄。表邪不解，或湿热熏蒸，常可见皮肤发痒等症；若湿热不得表解，郁蒸于肺，失于通调水道之职，水气泛滥，还可导致水肿。下文举张老用之治疗湿热水肿及湿热蕴蒸所致痛风两案加以说明。

1.麻黄连翘赤小豆汤治疗慢性肾小球肾炎

李某某，女，60岁，病案号：201601206

初诊： 2016年1月27日。主诉：血尿2年余。病史：患者于2年前体检查出尿蛋白（++），尿潜血（++），肉眼未见尿中有血丝，曾至巩义市某医院按慢性肾小球肾炎给予中药口服、抗炎输液治疗，好转后出院。2016年1月21日在当地医院复查，尿蛋白（+），尿潜血（++）。现症见：时有头晕，流涎多1月余，小便无明显异常，大便干，舌质暗红，苔薄黄腻，脉细。既往史：高血压病史10余年（绝经后），服药控制。中医诊断：水肿（湿热郁阻下焦）；西医诊断：慢性肾小球肾炎。处方：麻黄3g，连翘30g，赤小豆30g，桑白皮30g，蝉蜕6g，炒白僵蚕10g，姜黄6g，大黄（后下）3g，知母10g，生地10g，瞿麦30g，生姜3片为引。15剂，每日1剂，水煎服。

二诊：2016年2月15日，服上方半个月，头晕减轻，流口水好转，复查尿常规：尿蛋白（+），潜血（-），纳眠正常，小便热并有泡沫，服药期间，大便每日1~2次，余无明显异常。舌质暗，苔薄黄，脉沉滞。2月14日巩义市人民医院检查：尿蛋白（+），尿隐血（+）。处方：麻黄3g，连翘15g，赤小豆15g，桑白皮15，蝉蜕6g，炒白僵蚕10g，姜黄6g，酒大黄6g，瞿麦30g，生地炭10g，桑叶10g，竹茹10g，丝瓜络10g，地肤子15g，苏叶10g（后下）。30剂，日1剂，水煎服。

三诊：2016年3月25日，服上方35剂，头晕、流涎症状愈，其间复查两次尿常规，尿蛋白、尿潜血指标均转阴。守方10剂巩固效果，嘱患者避免劳累及感染，避免复发。

【按语】慢性肾小球肾炎属于中医"风水""水肿"等范畴，湿热、瘀血、风邪是诱导慢性肾小球肾炎发病的主要病理因素。《素问·至真要大论篇》云："诸转反戾，水液浑浊，皆属于热。"慢性肾小球肾炎患者体内大量水湿存在，日久必然化热，脾胃升降失司，影响三焦决渎，最终生湿化热。本病患者血尿、蛋白尿多久治不效，尿液混浊多泡沫，舌苔黄腻，皆为湿热壅滞的表现。《素问·水热穴论》中有："至阴勇而劳甚则肾汗出，肾汗出逢于风，内不得入于脏腑，外不得越于皮肤，客于玄府，行于皮里，传为胕肿，本之于肾，名曰风水。"说明风水的发生，风邪是因，病位在肾。

张老运用该方治疗慢性肾小球肾炎着眼于两点：一为清湿热，二为祛风邪。该方不仅为清湿热之经方，亦为祛风之良方。方中麻黄、杏仁、生姜辛散表邪，三味药相配既能发汗又能开提肺气以利水湿，疏解阳郁之热；连翘、赤小豆、桑白皮辛凉而苦，清热利湿解毒；甘草、大枣调和脾胃。该方运用提壶揭盖之法，疏风邪、宣肺气以通利小便，给邪以出路。麻黄连翘赤小豆汤，张老用之治疗湿热蕴结下焦之水肿常获良效。

2.麻黄连翘赤小豆汤治疗痛风

李红征，男，44岁，病案号：201603015

初诊：2016年3月21日，主诉：痛风2年。病史：2年前体检时发现尿酸高，时有指关节、指尖疼痛，未服药治疗。平时饮酒应酬多，易口腔溃疡，纳眠可，二便正常。血压、血糖正常。舌质暗，胖大，苔薄白，脉沉滞。理化检查：2015年11月查尿酸620μmol/L。中医诊断：痛证（湿热）。处方：炙麻黄3g，连翘30g，赤小豆30g，桑白皮30g，冬瓜子30g，生薏仁30g，通草6g，滑石（包煎）30g，姜黄10g，炒王不留行20g，威灵仙10g，生姜3片为引。15剂，每日1剂，水煎分两次温服。

二诊：服上方30剂，指关节疼痛较前明显减轻，身体较前有力。现症见关节时有疼痛，晨起后觉全身不适，活动后缓解，二便可，舌淡白，胖大，苔薄白，脉沉滞。处方：冬瓜子30g，生薏仁30g，赤小豆30g，连翘30g，桑白皮30g，赤芍15g，丝瓜络30g，清半夏10g，滑石30g，生甘草6g，生姜3片为引。15剂，每日1剂，水煎分两次温服。

三诊：服上方50剂，效可。指关节已经不痛，查尿酸390μmol/L，现关节时有酸沉不适感，纳眠可，二便正常。舌淡白，边有齿痕，苔薄白，脉沉滞。处方：上方加炒神曲15g，香附10g。15剂，每日1剂，水煎分两次温服。

【按语】 "痛风"病名由朱丹溪首次提出，沿用至今。痛风属中医痹证范畴。《内经》中提出痹证的病因为风寒湿三气，如"风寒湿三气杂至合而为痹也"，"所谓痹者，各以其时重感风寒湿之气也"，"逆其气则病，从其气则愈，不与风寒湿气合，故不为痹"。强调痹证的发生除了风寒湿外邪的侵袭外，还由于机体内部脏腑经脉之气失调、逆乱，"两气相感"才会发病。朱丹溪在《格致余论·痛风》中分析了痛风的病因病机："彼痛风者，大率因血受热，已自沸腾，其后或涉水，或立湿地，或取偏凉，或卧湿地，寒凉外搏，热血得寒，污浊凝涩，所以作痛，夜则痛甚，行于阴也。" 麻黄连翘赤小豆汤由麻黄二两、连翘二两、杏仁四十个、赤小豆一升、大枣十二枚、生梓白皮一升、生姜二两、炙甘草二两组成。方中"麻黄以轻扬之味而兼辛温之性，故善达肌表，走经络，大能表散风邪，祛除寒毒"（《本草正义》），可外散风寒湿邪，使风寒湿邪从外而解；另麻黄辛，微苦，可透发血中郁热，有"火郁发之"之意。杏仁味甘性平，配麻黄外散风寒表湿，疏通肌表之壅滞。连翘味苦，性微寒，清热解毒，消肿散结，可清血分之热，李杲谓之"散诸经血结气聚消肿"，本方用连轺（即连翘根）还有通络作用。赤小豆性平，味甘、酸，《本草再新》言其"清热和血，利水通经，宽肠理气"。连翘与赤小豆相配，清热散结消肿，利水通络止痛，针对血热湿聚所致的足趾关节红肿疼痛及痛风小结节有治疗作用。

张老认为本病是自身血分受热，再感风寒湿所发，病机在于邪热瘀结于血，外有风寒未解，故以麻黄连翘赤小豆汤加味治疗之。

（九）麦门冬汤

麦门冬汤出自《金匮要略》："大逆上气，咽喉不利，止逆下气者，麦门冬汤主之。"本方由麦门冬、半夏、人参、甘草、粳米、大枣六味药物组成。具有益胃生津，降逆下气的功能。传统用于胃有虚热，津液不足，火气上逆所致的肺痿症。尤在泾《金匮要略心典》："火热挟饮致逆，为上气，为咽喉不利。……故以麦冬之寒治火逆，半夏之辛治饮气，人参、甘草之甘以补益中气。盖从外来者，其气多实，故以攻发为急；以内生者，其气多虚，则以补养为主也。"认为麦门冬汤主要应用于治疗"火热挟饮致逆"之由内生者。张老临证用之治疗津亏燥热所致的消化、呼吸及肿瘤系统疾病。

1.麦门冬汤治疗呃逆、嗳气

贺某某，女，72岁，病案号：201612147

初诊：2016年12月23日，主诉：呃逆、嗳气半年余。病史：2016年6月在省肿瘤医院发现食道癌并行手术治疗，术后放疗19次，未化疗。现症见时觉腹中有气上冲咽部，嗳气后觉舒，饭后脐周隐痛不适，伴恶心、泛酸，不烧心，食欲差，纳少，口黏、干，不苦，平时怕冷，手足凉，夜间易烘热汗出，身困乏力，不欲言，下午加重，语声低微，大便1~2天1次，先干后稀，小便正常，舌暗红，苔黄腻，脉细。既往史：原有高血压，但术后血压正常。处方：清半夏10g，麦冬30g，党参10g，代赭石10g，当归身10g，三棱3g，文术3g，炙甘草6g，粳米（包煎）一撮为引。15剂，每日1剂，水煎分两次温服。

二诊：2017年1月30日，服上方30剂，呃逆、嗳气明显减轻，纳少，时有泛酸、烧心，身困乏力，眠可，大便每日1次，先干后稀，小便正常，舌暗红，苔黄腻，脉细。处方：生薏仁30g，冬瓜子30g，桃仁10g，清半夏10g，麦冬30g，党参10g，代赭石10g，当归身10g，炙甘草6g，粳米（包煎）一撮为引。15剂，每日1剂，水煎分两次温服。

三诊：2017年3月2日，服上方30剂，呃逆、嗳气发作次数明显减少，烧心、泛酸未再出现，纳食增，但食后易腹部不适，眠可，二便可。处方：守上方加柴胡10g。15剂，每日1剂，水煎分两次服。

【按语】本案患者为老年女性，食道癌术后放疗19次，现呃逆、嗳气半年余。张老认为患者呃逆的原因为放疗所致肺液欲枯、胃土干燥，大（火）逆上气、挟热上冲所表现之呃逆、嗳气为此证之标。故治疗原则应为补胃液、滋肺津为本，降逆平胃以调气机之逆，水升火降则标证自除。方选麦门冬汤。以人参、粳米、甘草和大枣固护滋养胃气为主；胃津充足则肺气自然调和顺畅，对于虚火上逆症状，应针对上扰肺气之虚火进行调治，以麦冬为主养肺阴，同时，合以半夏降逆止嗳气。正如《血证论》所言："参、米、甘、枣四味，大建中气，大生津液，胃津上输于肺，肺清而火自平，肺调而气自顺，然未逆未上之火气，此固足以安之，而已逆已上之火气，又不可任其迟留也，故君麦门冬以清火，佐半夏以利气，火气降则津液生，津液生而火气自降，又并行而不悖也。用治燥痰咳嗽，最为对症，以其润利肺胃，故亦治膈食。又有冲气上逆，挟痰血而干肺者，皆能治之。"

2.麦门冬汤治疗咳嗽

谭某某，女，33岁，病案号：201611109

初诊：2016年11月22日，主诉：咳嗽2年。病史：患者2年前因进食花生及方便面后出现剧烈咳嗽，在中医一附院治疗后好转，但遗留慢性咳嗽。现症见感咽部堵塞，时咳嗽和剧烈咽痒，晨起咯吐白色黏痰，咳嗽白天明显，咽干，体可，时有烧心、泛酸，胃胀痛，纳一般，喜温饮，食凉则胃痛、便溏，眠可，大便稍干，常无便意，小便可，月经延后4~5天，量少，有少许血块。舌稍红，苔薄黄，脉细。处方：清半夏10g，麦冬30g，党参10g，炙甘草6g，粳米一撮、大枣4个切开为引。10剂，每日1剂，水煎分两次温服。

二诊：服上方20剂，咳嗽有所减轻。现症见咽痒，咽痒时咳嗽剧烈，咯吐白黏痰，咽干，纳少，眠可，二便可。舌淡红，苔薄白，脉细。处方：清半夏10g，麦冬30g，党参10g，浙贝母10g，干姜3g，黄芩10g，桔梗6g，炙甘草6g，粳米一撮、大枣4个切开为引。10剂，每日1剂，水煎分两次温服。

三诊：服上方40剂，咽痒、咳嗽大减，痰量减少，质稀。现易咽干，纳眠可，二便正常。舌稍红，苔薄白，脉细。处方：清半夏10g，麦冬30g，党参10g，干姜3g，黄芩10g，桔梗6g，玄参12g，炙甘草6g，粳米一撮、大枣4个切开为引。10剂，每日1剂，水煎分两次温服。

【按语】治疗本案，张老本培土生金、补中益气之旨。根据五行生克的生理关系，肺胃之间有经脉相通，胃气为肺气之母，肺之气津均由胃气滋养而生。麦门冬汤方中加入人参、大枣、粳米、甘草等甘温润泽之品，大补中气，以生津液。一则肺阴受损，意在培土生金，虚则补其母，诸药配合君药麦冬益胃以养肺，有益于肺经气阴的恢复。二则益气健脾以助麦冬恢复胃中津液。三则以药测证，说明在肺胃阴虚的同时存在着气虚之象，因此配用甘温益气之品，通过增强脾胃的运化功能，有助于转运和输布津液，使"脾气散精，上归于肺"，润肺止咳，清金制火，肃降逆气，则痰涎得化，浊唾自止。正如《医门法律》所言："凡肺病，有胃气则生，无胃气则死，胃气者，肺之母气也。"

实际临床上，多数医家将粳米作为可有可无之药，或用其他药物替代。但张老认为粳米得天地中和之气，可以和胃补中；色白，入肺，能除烦清热。配伍中可起到"滋阴止渴"的重要作用，不是可有可无之品。

（十）三黄泻心汤

三黄泻心汤由大黄、黄芩、黄连三味药物组成，是临床治疗实热证的基本方。主治无形邪热结于心下之热痞证及热盛所致吐血、衄血。相传为伊尹首创，东汉末年由张仲景收入《伤寒杂病论》。张老运用三黄泻心汤，秉承急则治其标、热者寒之、异病同治等原则，以本方加味治疗多种火热实证，求其本源，攻之取其速效。张老认为火热之邪较甚的病情，不必虑其体质盛弱、病程长短，皆可运用，但素体脾胃虚寒者不可用之，用之恐苦寒峻泻伤及胃纳。

1.三黄泻心汤治疗顽固性呃逆

王某某，男，78岁，病案号：201601081A

初诊：2016年1月18日，主诉：顽固性呃逆20余年，加重5月余。病史：患者20余年前饮酒后出现呃逆，按胃病输液治疗后愈，后又反复发作数次。5个月前再次喝酒，次日出现呃逆，在当地住院5个月，效不佳。于郑大一附院做胃镜示：①胃食管反流；②食管裂孔疝。于2015年12月24日行"胃底折叠病食管裂孔疝修补术"。术后16天未大便，经针灸治疗，近1周大便2天一次。现症见：呃逆不止，易吐黏液，纳少，术后不泛酸，术前易泛酸、烧心，口不苦，不干不渴，大便偏干，2天1次，小便可，眠差，因呃逆入睡困难。呃逆严重时闷气，需拍打后方能缓解。舌质暗红，苔黄腻，脉弦。既往史：高血压、冠心病、脑梗死病史，有嗜酒史。中医诊断：呃逆（脾胃郁热，胃气上逆）。处方：黄芩10g，黄连6g，大黄（后下）10g，清半夏10g，柿蒂30g。6剂，每日1剂，水煎分两次温服。

二诊：服上方呃逆止，两天后又发作。现呃逆食后较重，并见手足心热，腹胀满，大便每日2次，舌质暗红，苔黄腻，脉弦。处方：黄芩10g，黄连6g，大黄（后下）10g，清半夏10g，柿蒂30g，党参15g，甘草3g，大枣3个切开为引。6剂，每日1剂，水煎分两次温服。

三诊：服药后，呃逆明显减轻，腹胀消失，大便每日3次，舌质暗，苔薄黄，脉沉弦。处方：上方加白芍10g，丹参6g。6剂，每日1剂，水煎分两次温服。

【按语】呃逆多由饮食不节、情志失和或久病重病引起，导致寒气凝结或气郁痰阻或气血亏虚。膈肌居肺胃之间，肺胃失于宣降，胃气上冲动膈而为呃逆。患者年近八旬，精气亏虚，易误为阳虚寒凝之证；但四诊合参，系三焦实热证，酒后蕴湿化热，灼津成痰，壅遏气机，使胃气升降失调。是病每发于饮酒后，且大便干结，舌质暗红，苔黄腻，皆为脾胃郁热之象。方以三黄泻心汤直折其火，切准病机，及时合理用药，故药到而症减。

2.三黄泻心汤治疗口中异味

魏某某，女，31岁，病案号：201602130

初诊：2016年4月5日，主诉：口中异味大5年余。病史：患者5年前无明显原因自觉口中异味大，舌苔厚，脾气大，曾于中医一附院服中药（不详）。现症见口中异味大，时轻时重，口中黏，口干，平时易发脾气，纳可，大便近半年偏干，小便可，月经后推4~5天，量可，舌淡，苔白厚，舌下络瘀，脉沉滞。自觉颈前部发堵，吐之不出，咽之不下。既往史：发现甲状腺功能减退症1年余，现服优甲乐控制可。处方：黄芩10g，黄连6g，大黄（后下）6g，佩兰（后下）10g。10剂，每日1剂，水煎分两次温服。

二诊：服上方10剂，觉口中黏腻感减轻，口中异味有减轻，咽喉部有堵塞不适感。舌质稍红，苔厚，脉沉滞。处方：上方加半夏6g，茯苓10g，厚朴10g。10剂，每日1剂，水煎分两次温服。

三诊：服上方10剂，口中异味消失，咽喉堵塞感减轻。近几天觉舌头有不适感，舌尖有疼痛感。处方：上方加枳实10g，白芍10g，半夏6g。10剂，每日1剂，水煎分两次温服。

【按语】口内出气臭秽（自觉或为他人所闻及），是脏腑功能失调的结果，关键在于脾胃功能的失调。张老辨治这一类病证，首先辨虚实，根据虚实之异确定用药方向。李时珍《本草纲目·第四卷上·口舌》有："口臭是胃火、食郁。"本案患者证属胃肠实热型，主症可见口热臭、口干、大便秘等。方选三黄泻心汤，以大黄、黄连、黄芩之苦寒清胃泻火，以佩兰之芳香化湿、醒脾开胃祛除秽浊之气。二诊后加用半夏、茯苓，降气化痰，治疗咽部阻塞感；加用厚朴、枳实等，以祛除胃肠道积滞，使胃火、食郁得以宣降。

3.三黄泻心汤治疗不寐

孙某某，男，78岁，病案号：201603048

初诊：2016年3月9日，主诉：失眠40余年，加重半年。病史：患者诉40余年前因压力大开始出现眠差、易醒，中西医治疗效果不佳，现间断服安定片30余年，近半年无明显原因症状加重。现症见：入睡困难，眠浅，易醒，每晚服安定片2片可睡3~4小时，重时可彻夜难眠，心慌，头晕、右颞侧头痛，右上肢麻、酸痛，影响睡眠，纳差，大便干，每日1次，小便可。既往史：糖尿病15年，服药控制可；血脂高；心慌1年；头晕3年。舌质暗，苔白厚，脉弦数。中医诊断：①不寐；②消渴。治则：先直折心火，后再酌方。处方：黄芩10g，黄连6g，大黄（后下）10g，栀子10g，生石膏30g，知母15g，佩兰（后下）10g。20剂，日1剂，水煎分早晚两次温服。

二诊：服上方时，安定片减至1片，每晚可睡4~5个小时左右，大便畅通，舌质暗，苔白厚，脉弦数。处方：黄芩10g，黄连10g，大黄（后下）6g，生石膏30g，知母10g，鬼箭羽30g，桑葚30g，炒枣仁30g，茯苓10g，生牡蛎（先煎）30g，葛根30g。30剂，每日1剂，水煎分早晚两次服用。

【按语】不寐即失眠，是以不易入睡，或睡而不实，时睡时醒，甚至整夜不能入睡。《素问·逆调论篇》有："胃不和则卧不安。"此案为胃肠实热，腑气不通，郁而化火，上扰心神所致。故以三黄泻心汤直折心火，后再辅以镇静安神药物治疗。本案的辨证要点在于舌苔白厚，此型脾胃所伤之失眠，常伴有舌上苔白厚积，口腻而多涎，脉弦数，正如《张氏医通》言："脉滑数有力不眠者，中有宿食痰火。"因有糖尿病15年，故二诊黄连用量至10g。

4.三黄泻心汤治疗头晕

梦某某，女，67岁，病案号：201601013

初诊：2016年1月4日。主诉：间断性头晕3年余，加重伴有恶心2月。病史：患者诉近3年来无明显原因出现间断性头晕，伴有头痛、视物旋转，严重时可有恶心呕吐。近2月来上述症状较前加重，后住院治疗，检查示：脑血管狭窄，供血不足，治疗后有好转。现症见头懵、头痛，恶心，无呕吐，时有胸闷、心慌，偶有胸痛，纳差，大便干（需用药物才能排便，曾十多天大便一次），无腹痛，眠差，入睡困难，白带正常，小便正常，近3年双眼干涩，视力下降，无疼痛，无分泌物。既往史：20岁时，行卵巢肿瘤切除术；45岁因子宫肿瘤行子宫全切术；发现高血压病4年，服西药控制可；2016年之前患抑郁症现服药控制。舌质暗，苔白稍腻，脉沉滞。血压：124/80mmHg。处方：黄芩10g，黄连6g，大黄（后下）10g，生地30g。10剂，每日1剂，水煎分两次温服。

二诊：服上方后，大便畅通，头晕发作次数较前减少，未再出现恶心呕吐。现症见头懵、头脑不清楚、头晕，眠差，舌质暗红，苔白，脉沉滞。处方：谷精草30g，青葙子15g，决明子6g，蝉蜕6g，薄荷（后下）10g，菊花（后下）10g，酒黄芩10g，栀子6g，冬瓜子30g，生薏仁30g，生甘草6g。10剂，每日1剂，水煎分两次温服。

【按语】头为诸阳之会，清空之窍。本案患者所患头晕非外来之邪，乃肝胆之风阳上冒。患者素有高血压病，本证应为肝阴不足，肝阳上亢。此乃阳从热化，肝火及心，心肝火盛，头晕、头痛、恶心，伴有大便秘结，双目干涩，舌质暗红，苔白稍腻，脉沉滞之象。根据急则治其标，缓则治其本的原则，急拟三黄泻心汤加生地以清心泻火而治其标。药后病情稳定、症状缓解后改用平肝潜阳、养阴柔肝之品巩固疗效，达治本收尾、正本清源之效。

（十一）猪苓汤

猪苓汤为仲景《伤寒杂病论》治疗阴虚水肿代表方，其中，"小便不利"是其主症。《伤寒论》223条："若脉浮发热，渴欲饮水，小便不利者，猪苓汤主之。"其证为阳明经热因误下伤阴，气分热邪客于下焦，致膀胱气化不利，水湿内停，邪热在里，水气不化所致水热互结证。319条："少阴病下利六七日，咳而呕渴，心烦不得眠者，猪苓汤主之。"为少阴病阴虚有热，或热扰心神，或热由脏及腑，侵扰膀胱，致水湿不行之象。《金匮要略·脏腑经络先后病脉证》有："夫诸病在脏，欲攻之，当随其所得而攻之，如渴者，与猪苓汤，余皆仿此。"《金匮要略·消渴小便利淋病脉证》有："脉浮发热，渴欲饮水，小便不利，猪苓汤主之。"

猪苓汤治疗小便频

武某某，男，45岁，病案号：201612148

初诊：2016年12月23日，主诉：小便频2年余。病史：诉2年前无明显诱因出现小便频数，曾做过前列腺检查，未发现异常，也曾中医药治疗，效果差。现症见小便频数，颜色正常，平时口干口渴，喜饮热水，眼部干涩，纳眠可，大便每日2~3次，不成形，舌质红，苔白厚，脉沉滞。既往史：肛肠手术后10个月。中医诊断：尿频（湿热阻滞，气化失常）。处方：猪苓6g，茯苓10g，泽泻10g，炒白术10g，桂枝3g，赤小豆30g。15剂，每日1剂，水煎分两次温服。

二诊：2017年1月15日，服上方15剂，小便次数较前减少，喜饮水，纳眠可，大便每日1~2次。处方：上方加生薏仁30g。15剂，每日1剂，水煎分两次温服。

三诊：2017年2月17日，服上方20剂，总体症状较前明显好转，舌质稍红，苔白，脉沉滞。处方：守上方加桔梗20g。15剂，每日1剂，水煎分两次温服。

【按语】张老临证常将猪苓汤作为清利下焦之代表方。猪苓汤主治阳明病攻下后的变证，病机为阳明病下后出现水热互结证，症见脉浮发热、小便不利。《重订通俗伤寒论》有："伏热发于下焦，小便赤热，与猪苓汤。上焦清宣，中焦清降，下焦清利，此皆清里之法也。"认为下焦之热，应予清利之法。张老认为猪苓汤证为阴虚水热互结证，其三大主症为小便不利、渴欲饮水和心烦不得眠。临床上只要有阴虚表现又具备这三大主症者，用之必效。至于"小便不利"，张老认为，尿量、频次、尿色、尿液成分的异常等均可理解为"小便不利"。张老常用猪苓汤治疗泌尿系感染、糖尿病肾病等表现为"小便不利"的阴虚水热互结证。

三、时方论治篇

（一）血府逐瘀汤

血府逐瘀汤出自清代王清任《医林改错》，是中医治疗血瘀致病的重要方剂。由桃红四物汤（桃仁、红花、当归、川芎、生地黄、赤芍）合四逆散（柴胡、枳壳、甘草、白芍药）加桔梗、牛膝而成。方中以桃红四物汤活血化瘀而养血，防单纯化瘀之伤正；四逆散疏理肝气，使气行则血行；加桔梗引药上行达于胸中（血府），牛膝引瘀血下行而通利血脉。诸药相合，构成理气活血之剂。本方以活血化瘀而不伤正、疏肝理气而不耗气为特点，达到行气活血、祛瘀止痛的功效。

1.灯笼病

孙某，女，78岁。初诊：2016年5月27日就诊。一年来心胸脘腹烦热，易自汗、盗汗，服用补益及清热中药无效。时有头痛、咽痛，纳眠可，大便1~3次每日，小便黄热。舌质暗红，舌苔薄白，脉细。张老认为，此为清代王清任所说的灯笼病，为瘀血所致，遂投血府逐瘀汤治之。处方：生地黄10g，当归10g，桃仁10g，红花10g，赤芍10g，柴胡3g，川芎3g，桔梗3g，炒枳壳3g，怀牛膝10g，瞿麦30g，生甘草3g。3剂，水煎服。

二诊：上方服第1剂汗即止，心胸烦热减轻，服3剂即可，无须再药。

【按语】王清任曰："身外凉，心里热，故名灯笼病，内有血瘀。"又曰："醒后出汗，名曰自汗。因出汗醒，名曰盗汗，盗散人之气血。此是千古不易之定论……用血府逐瘀汤，一两付而汗止。"此患者内里烦热，自汗、盗汗兼而有之，补法清法皆无效，张老独辟蹊径，认为此病为瘀血所致，治用血府逐瘀汤，血活热退，加瞿麦意在清湿热、"利小便以实大便"，同时活血通经，以助血府逐瘀汤之力，而收桴鼓之效。

2.闭经

韩某，女，45岁，护士。

初诊：2016年3月16日就诊。2015年8月因情志不畅出现停经，未予治疗。2016年1月服用中药后，月经至，停药后至今，月经未潮。间断服用右归丸、归脾丸等药物，均无效。自诉近年工作压力大，寐差多梦，经前乳胀，大便1日1行，偏干。舌质暗红，舌苔薄黄，舌下络脉迂曲，脉沉滞。辨证属肝气郁结、气滞血瘀。处方：生地黄15g，当归10g，桃仁10g，红花10g，赤芍10g，炒枳壳6g，柴胡6g，川芎6g，桔梗6g，怀牛膝10g，制香附12g，麦冬10g，生甘草6g。10剂，水煎服。

二诊：服上方10剂，月经至，量少色暗，经期三天，守方继服，15剂后月经如期而至。

【按语】闭经的最早论述见于《素问·腹中论》，称为"血枯"，其病机多为"中气竭，肝伤"、心气不通，脾肾亏虚等。此案患者因情志刺激且素日工作压力大，肝气郁结，气病及血，气滞血瘀，冲任不调，故闭经。乳房为肝经循行部位，故觉胀闷；肝郁化火，内扰心神，故夜寐梦多。此为实证，法不当补，故服用右归丸、归脾丸无效。张老抓住"情志致病，发病突然，舌下络脉迂曲"这一特点，结合临床症状，以及前医用药结果，选用血府逐瘀汤合制香附共奏疏肝理气、活血调经之功。香附一味，疏肝解郁、理气调经，为妇科调经之要药，同时也是张老治疗肝气郁结，肝失疏泄致病的常用药，麦冬清内热，解郁烦，药证相符，即能获效。

3.脱发

吴某，男，22岁，大三学生。

初诊：2016年6月24日就诊。自诉平日头发油脂多，少头屑，头皮瘙痒，夏季易脱发。嗜食辛辣，口干多饮，二便调。舌淡红，苔薄黄，脉细滞。处方：生地黄15g，当归10g，桃仁10g，红花10g，赤芍15g，柴胡3g，川芎3g，桔梗3g，炒枳壳3g，怀牛膝10g，薄荷（后下）6g，炒苍术10g，羌活3g，生甘草3g。25剂，水煎服。服药后，未见脱发，有新发长出。

二诊：脱发止，但未长新发。给予补肝肾乌须发治疗，新发渐生。

【按语】患者年轻体健，嗜食辛辣，《素问·经脉别论》云"生病起于过用"，张老诊病尤重病因，五味偏嗜，易津伤热郁，热结成瘀，"发为血之余"，"瘀血不去，新血不生"，故用血府逐瘀汤先活其血。"肾，其荣在发"，故祛瘀后再用补肝肾乌须发之药，以助新发之生；方中炒苍术祛头发油脂之湿，羌活为引经药祛风止痒，且"高巅之上，唯风药可到"，小剂量使用可引诸药上达颠顶；因夏季脱发较多，少量薄荷疏散风热，因时制宜，同时也体现了张老对于头面疾病，喜用轻灵之剂的用药特点。全方药证相合，收效桴鼓。

4.头痛

董某，男，38岁。

初诊： 2016年4月27日以"全头痛4年"为主诉就诊。4年来无明显诱因出现阵发性头痛，每两周发作一次，头痛位置不固定，敲击可减轻，痛时眼眶肿，痛甚服用止痛药无效，伴见头晕，无视物旋转，无心慌胸闷，无畏寒发热，无口干口苦，体力可，纳可，梦多，二便调。舌质暗红，苔薄黄，舌下络脉迂曲，脉沉滞。脉证合参，为瘀血头痛。处方：生地黄15g，当归10g，桃仁10g，红花10g，赤芍15g，柴胡6g，川芎10g，桔梗6g，炒枳壳6g，怀牛膝10g，谷精草30g，炒白僵蚕10g，防风10g，生甘草6g。10剂，水煎服。

二诊： 服药后，未服止痛片，头已基本不痛。服调理之药，头痛未作。

【按语】 患者头痛阵发，病程较久，疼痛程度甚，"久病入络"，且无畏寒发热表证、无口干口苦里证、无心慌乏力虚证，遵王清任"患头痛者，无表症，无里症，无气虚、痰饮等症，忽犯忽好，百方下放，用此方一剂而愈"，直以血府逐瘀汤治之。因病在头，且痛时眼眶肿，加谷精草散风热而明目，"风性游走"，痛处不定，故用炒白僵蚕、防风疏风通络散邪。全方辨证得当，药中肯綮，终获佳效。

5.胸痹

王某，男，30岁。

初诊： 2016年11月4日以"心慌、心前区闷痛1年"为主诉就诊。患者1年来自觉心慌并心前区闷痛，入夜尤甚。心电图示心肌缺血。曾服中、西药治疗，乏效（中药多为养心安神之品）。纳可，眠差多梦，二便调。舌暗红，苔薄白，舌下络脉迂曲紫暗，脉细小数。

辨证心脉瘀阻，方用血府逐瘀汤治之。处方：生地黄12g，当归9g，桃仁9g，红花9g，赤芍15g，枳壳6g，柴胡3g，川芎3g，桔梗3g，怀牛膝15g，生龙骨、生牡蛎各30g。10剂，水煎服。

二诊：服上方10剂后，心率降至85次/min，心前区闷痛亦大减，仍以上方续服。

【按语】王清任《医林改错·血府逐瘀汤所治之症目》："心跳心慌，用归脾安神等方不效，用此方百发百中。"本证正如王氏所言，用养心安神之品乏效，且又有入夜痛甚、舌下络脉迂曲等血瘀之象，故张老以血府逐瘀汤治之，取得良好疗效。加生龙骨、生牡蛎以潜镇心神之浮动，有相得益彰之妙。

（二）补中益气汤

补中益气汤源自元代名医李杲《脾胃论》，是临床治疗中气不足、气虚下陷的代表方剂。方中重用黄芪，黄芪味甘微温，入脾肺经，补中益气、升阳固表为君药；辅以人参、炙甘草、白术益气健脾，助黄芪增强补中益气之功而为臣药；血为气母，气能生血，气虚则血亏，故用当归养血和营，助参芪以补气生血，配陈皮理气和胃，使诸药补而不滞，共为佐药；并用少量升麻、柴胡，助主药以升提中气，而为佐使。诸药合用，则气虚得补，气陷能升，在临床上取得广泛应用。

1.头痛

龚某，女，48岁。

初诊：2016年3月28日就诊。10年前小产受风寒后，恶风头痛，10年来每因劳累发作，头痛隐隐，伴见头晕头重。平素易感，倦怠乏力，2年前行子宫全切术，术后小腹隐痛，纳差，眠差多梦，小便可，排便后异物感，易直肠脱出。甲状腺右叶实性肿块10mm×8mm，左侧小结节3mm×3mm。舌胖大，边见齿痕，苔薄白，脉细弱。

证属中气不足，清阳不升。方用补中益气汤加味。处方：党参10g，生黄芪30g，当归10g，炒白术10g，陈皮10g，升麻6g，柴胡6g，蔓荆子10g，细辛3g，醋元胡10g，红花6g，炙甘草6g。15剂，水煎服。

二诊：服上方后，头痛明显减轻，排便后异物感消失，原方去细辛，继服15剂，巩固调整。

【按语】患者小产后受风寒致病。素体亏虚，中气不足，气血乏源，则素日易感，倦怠乏力；清气升发不足，清窍失养，不荣则痛，清阳不能上充精明之府，浊邪壅滞，蒙闭清窍，则伴见头昏头重，且病程较长，头痛隐隐，故以补中益气汤，补中气，升清阳。同时，遵循李东垣"如头痛，加蔓荆子二分或三分……如苦痛者，加细辛二分"的治疗方法，加此二药清利头目以止痛，蔓荆子也为张老治疗头痛经验用药。张老认为，补中益气汤升发清阳之力效宏，而祛郁散浊之力不足，故在治疗气虚头痛伴有头晕时，多选用蔓荆子、菊花等清凉透散之品，以升清降浊、凉散郁热。病程日久，久病入络，加醋元胡、红花活血通络止痛，且有助于癥瘕消散，故收佳效。

2.鼻渊

张某，女，30岁，公务员。

初诊：2016年1月4日以"鼻塞流涕，打喷嚏2年余"为主诉就诊。患者2年前因怀孕期间剧烈呕吐输液治疗后，出现鼻塞、流涕、打喷嚏，时发时止，受寒易作，平素易感，畏寒乏力，纳眠可，小便调，大便3~4日一行，质软。舌淡红，苔薄黄，脉沉弦。

证属肺脾气虚，卫表不固。方用补中益气汤。处方：党参10g，生黄芪30g，当归10g，炒白术10g，陈皮10g，升麻6g，柴胡6g，防风10g，炙甘草6g。20剂，水煎服。

二诊：服上方效果明显，现稍有鼻塞流涕，继服补益肺肾之药，巩固调理。

【按语】中医临证，重视"治病求本"。标本的涵义广泛，病因与症状亦在其中。故"辨证求因""审因论治"于临症极为重要。张老平素强调对病因的认识，并提出远因、近因的观点。结合本案，此病源于妊娠呕吐，中气虚损，可谓远因。凡脾胃一虚，肺气先绝，《内经》云"肺开窍于鼻""肺气虚则鼻塞不利"，寒邪遏肺，肺失清肃，气不摄津，则见鼻塞、清涕自出，受寒易作，可谓近因。肺脾气虚则易感乏力，故遵《内经》"劳者温之，损者温（益）之"之义，用补中益气汤补益肺脾，且方寓培土生金之意，收效显著。防风一味，《本草纲目》记载"去上焦风邪，头目滞气"，张老每用于头面部疾病，疏风祛邪，故收佳效。

3.耳鸣

张某，男，36岁。

初诊：2016年6月27日就诊。5年前因劳累出现双耳持续性耳鸣，右耳尤甚，未经治疗，休息后症状消失。但此后凡逢劳累、巨大噪声均会出现耳鸣，时轻时重，间断发作至今。查核磁：未见异常。当地医院诊断为神经性耳鸣。经西药扩血管、营养神经等治疗无效，自服龙胆泻肝丸、耳聋左慈丸等中成药也无效。现症见：右耳持续性耳鸣，声如蝉鸣，夜间明显，不能入睡，望诊体态偏瘦，面色萎黄，乏力神疲，时有头晕，饮食无规律，食后胃脘不舒，小便正常，大便溏，日行一次。舌淡红，苔薄白，脉细。

证属中气不足、清阳下陷、耳窍失养。治以健脾益气，升清降浊，方用补中益气汤加减。处方：党参10g，生黄芪30g，当归10g，炒白术6g，陈皮10g，升麻6g，柴胡6g，生龙牡（先煎）各30g，炙甘草6g。15剂，水煎服。

二诊：服上药后神疲乏力减轻，耳鸣略减，夜晚安静为甚，仍感头晕，舌脉如前。上方加葛根12g，继服15剂。

三诊：耳鸣大减，夜间安静时偶发。纳食渐增，精神转好，嘱服补中益气丸1月，以巩固疗效。并嘱注意饮食规律，勿过度劳累。

【按语】耳为清窍，赖清阳之气以充养。《内经》云："头痛耳鸣，九窍不利，肠胃之所生也。"《脾胃论》云："胃气一虚，耳目口鼻，俱为之病。"《内经》又云："上气不足，脑为之不满，耳为之苦鸣，头为之苦倾，目为之眩。"由此可见，中虚气陷可导致耳鸣、头晕、目眩。该患者耳鸣遇劳易发，且体瘦面黄，乏力便溏，脾气虚弱，清阳下陷之象显见，故常法清肝泻火、补肾养阴乏效。张老另辟思路，治以健脾益气、升清聪明为法，方以补中益气汤，一则补气健脾，使后天生化有源；一则升提中气，恢复中焦升降之职，中气升、脑窍得养而耳鸣自愈。患者右耳鸣甚，张老对此有独到的认识，遵循《内经》"左右者，阴阳之道路也"，认为"左血右气"，二诊加葛根一味，以增升清之效。

4.低热

张某，男，27岁。公司白领。

初诊：2016年12月14日以"低热乏力2月"为主诉就诊。患者自诉素日工作压力大，饮食不规律，9月初，因工作需要，持续熬夜加班，后因感冒发热38℃，服感冒药后热退。10月始出现低热，最高37.8℃，夜间发热较甚，持续2个月，其间服用中西药治疗无效。症见：低热37.5℃，体瘦，面色萎黄，神疲乏力，动则汗出，口渴多饮，手足心热，纳呆。小便黄，大便溏，日1~2次一行。舌淡胖，苔薄白，脉沉滞乏力。

证属气虚发热，热灼伤阴。治当益气养阴，甘温除热，方用补中益气汤加味。处方：党参12g，生黄芪30g，当归10g，炒白术6g，陈皮10g，升麻6g，柴胡6g，生白芍15g，白薇10g，白茅根30g，炙甘草10g。7剂，水煎服。

二诊：服上药后，低热由37.8℃降至37.2℃，夜间多发，精神较前好转，口渴减轻，但仍感乏力，手足心热，汗出。上方去白茅根，加鳖甲15g，继服10剂。

三诊：低热未作，纳食改善，精神比以前明显好转，嘱口服补中益气丸半月，以资巩固。

【按语】《素问·调经论》云："有所劳倦，形气衰少，谷气不盛，上焦不行，下脘不通，胃气热，热气熏胸中，故内热。"本证患者素日压力大，饮食无规律，又因熬夜加班复感寒邪而发病，《脾胃论·饮食劳倦所伤始为热中论》载："若饮食不节，寒温不适，则脾胃乃伤，喜怒忧恐，损耗元气。"张老抓住饥饱劳役内伤脾胃这一关键病因，辨证本病当属劳倦伤脾，谷气不胜阳气，下陷阴中而发热。脾气亏虚故见纳呆，神疲乏力，便溏，中焦阳气下陷，则阴火上浮，故身热自汗，脾胃虚则肺气不足，不能敷布津液故口渴。张老遵李东垣"甘温除热"之法，治以补中益气汤。

方以黄芪益气为君，党参、白术、炙甘草健脾益气为臣，共收补中益气之功。配陈皮理气，当归补血，均为佐药，升麻、柴胡升举下陷清阳为使。全方补中气，升中阳，清升浊降，脾胃和调。加白茅根以解烦渴，清热透邪且不伤正气，加白薇、生白芍是张老临床经验用药，白薇退虚热效果较好，而白芍每于气虚发热夜间较甚者用之，敛阴养血，收效更好。二诊加用鳖甲意在益阴除热，增强退热之力。三诊病已不作，丸药善后。

（三）越鞠丸

越鞠丸是治疗郁证的代表方剂，最早出现于《丹溪心法·卷三·六郁五十二》中："越鞠丸，解诸郁。"方由苍术、香附、川芎、神曲、栀子五药组成，主治气、血、痰、火、湿、食六郁。张老认为，此方虽为六郁而设，但辨证关键为肝（胆）脾（胃）不和而致郁，即木土壅郁。由于肝气郁结，气郁而致血行不畅，或郁而化火，可见气、血、火三郁；肝病及脾，脾失健运，聚湿成痰，可见湿、痰、食三郁。故气、血、火三郁主要责之于肝胆，湿、痰、食三郁主要责之于脾胃。虽分六郁，实互为影响，六郁之中，气郁是导致其他五郁的基本原因，故治宜行气解郁。方中核心作用药物是香附、川芎、苍术。临床上，症见脘腹痞满，纳呆食少，烧心泛酸，口苦便干，呃逆少寐等，证属肝脾壅郁不和者，张老每用之，效如桴鼓。

1.胃痛

彭某，男，63岁，退休职工。

初诊： 2016年2月15日就诊。3月前因与人争吵，情志不遂，遂患胃痛，自服木香顺气丸、元胡止痛片疗效不佳，易反复，欲服中药调理。症见：胃脘部刺痛，食后脘闷不舒，时有烧心、泛酸、嗳气，伴食管烧灼感，口干口苦，急躁易怒，纳可，眠差易醒，醒后不易入睡，小便调，大便干，2日一行。舌暗红少苔，脉沉滞。2015年8月郑州人民医院胃镜示：红斑性胃炎。

证属木土壅郁。治当理气化瘀，养阴和胃止痛，方用越鞠丸合丹百汤治之。处方：川芎10g，炒苍术10g，炒神曲10g，制香附10g，栀子10g，丹参30g，檀香（后下）3g，砂仁（后下）3g，生百合30g，乌药10g。10剂，水煎服。

二诊： 胃痛明显减轻，睡眠较前有所改善，仍觉烧心、泛酸，上方加煅瓦楞子15g，煅乌贼骨15g，继服10剂。嘱其痊愈不必再来。

【按语】患者素有胃病史，且性情急躁易怒，本次发病因情志不和，怒气伤肝，七情郁结，肝木郁而不伸，复克脾土，导致中焦气机升降失常，气滞血瘀，故胃部刺痛，胸脘不舒，嗳气；气滞日久，化火伤阴，可见烧心、泛酸、口干苦，大便干，舌暗红少苔；"胃不和则卧不安"，故眠差易醒。"木土壅郁"是张老对此证病机的高度概括。

《内经》云"血气不和，百病乃变化而生"，《丹溪心法·卷三·六郁》提出"气血冲和，万病不生，一有怫郁，诸病生焉。故人身诸病，多生于郁"，在此基础上，张老方选用越鞠丸，解诸郁。方中香附解诸气之怫郁，调理气机；苍术为足太阴脾经药，气味辛烈，健运脾胃，通行敛涩，两药相配，"一升一降，故散郁而平"；川芎味辛性温，为血中气药，上行头目，下行血海，为通阴阳血气之使，开中焦之郁；栀子、神曲清热消食，诸药作用使得脾胃和调，天地交泰，气血冲和，疼痛缓解。同时针对该证气滞日久，化瘀化火伤阴，合用丹百汤加减以养阴行血消滞。丹百汤为张老的自拟方，由丹参饮合百合乌药汤化裁而成，其中丹参饮理气化瘀止痛，百合乌药汤养阴理气止痛，临床多用于因气滞血瘀导致的胃脘腹痛，每获良效。两方合用，共奏理气化瘀，养阴和胃止痛之功。二诊加用制酸之药，终获佳效。

2.胃痞

张某，男，43岁，干部。

初诊： 2016年12月7日因"胃胀2年余"为主诉就诊。2年前无明显诱因出现胃胀，进食后加重，2015年5月5日濮阳油田总医院胃镜示：慢性非萎缩性胃炎。后曾间断服用中药治疗，疗效欠佳。症见：胃脘部胀闷不适，无胃痛，无泛酸烧心，进食后加重，伴嗳气，偶伴两胁肋部胀满，口干口苦，心烦易怒，纳差，眠差，小便调，大便1至2日一行，黏滞不爽。舌质红，苔白腻，脉沉滞。

证属木土壅郁，治当疏肝和胃，理气消痞。方用越鞠丸合小柴胡汤加减。处方：川芎10g，炒苍术10g，炒神曲10g，制香附10g，焦栀子10g，柴胡10g，黄芩10g，清半夏10g，厚朴花10g，代代花10g，玫瑰花6g，甘松6g。15剂，水煎服。

二诊： 服上方后，胃脘部胀闷缓解，诸症减轻，上方加香橼10g，继服15剂，告愈。

【按语】 痞满多由于气滞、血瘀、痰凝、火郁、湿阻、食积等因素阻遏气机所致，中焦气机升降失常是痞满发生的病机关键。患者既有胃脘胀闷、嗳气、纳差等脾胃运化失调的症状，也有两胁胀满、口干口苦、心烦等少阳枢机不利的表现，故张老抓住"木土壅郁"这一根本病机，选用越鞠丸合小柴胡汤加减方，以疏肝健脾和胃，因气郁为主，方中不用参类，以避免犯虚虚实实之戒。厚朴花、代代花、玫瑰花三药合用，为张老遵施今墨之法，对于肝郁气滞、脾胃不和、胸胁胀痛、胃脘胀满所常用的经验对药，以增强理气化瘀之力；甘松理气止痛，醒脾开胃，对于气郁所致痞满疗效显著。药后诸症大减，加用香橼一味，"下气，开胸膈"，终获痊愈。

3.不寐

李某，女，43岁。

初诊： 2016年2月29日就诊。10年来寐差，入睡困难，严重时需服氯硝安定才能入睡，每晚睡眠3至4个小时，夜间盗汗，多梦易醒，白天头晕乏力，素日工作压力大，性情急躁易怒，时常抑郁，胃脘胀满不舒，偶泛酸嗳气，口干口苦，经前乳胀，痛经，经量正常，色暗红，有血块，7日净，二便调。舌质红，苔薄黄腻，脉沉弦略数。

证属木土壅郁，治以疏肝解郁，化痰清火，和胃安神，方用越鞠丸加减。处方：川芎10g，炒苍术10g，炒神曲10g，制香附10g，栀子10g，生龙骨（先煎）30g，生牡蛎（先煎）30g，生甘草6g。15剂，水煎服。

二诊：服上药后，患者诉睡眠较前好转，服用安定次数减少，每晚可睡4至5个小时，上方加清半夏10g，夏枯草10g，浮小麦30g，继服15剂。

三诊：睡眠明显好转，已无须服用安定，诸症减轻，原方去生龙牡、清半夏、夏枯草，巩固治疗。

【按语】患者为中年女性，得病日久，平素工作压力大，性情急躁，肝郁气滞化火，故见口干口苦，经前乳胀；肝气乘脾，脾失健运，痰湿化火上蒙心神，发为不寐；肝气横逆犯胃，胃失和降，发为胃脘胀满，时有泛酸；舌质红，苔薄黄腻，脉沉弦数，均为肝郁痰火之象。临床上对于木土壅郁且偏于气郁之不寐，张老多用越鞠丸加减，以疏肝解郁、化痰清火安神。加用生龙牡潜镇心神，敛阴止汗。二诊在原方基础上，加用清半夏、夏枯草，这是张老对于肝郁火旺，痰热遏阻中焦型不寐的经验用药，两药配伍，"盖半夏得阴而生，夏枯草得至阳而长，是阴阳配合之妙也"，浮小麦的使用，取甘麦大枣汤之意，养心安神，调节情志，收效良好。

（四）柴胡疏肝散

柴胡疏肝散出自《证治准绳》引《医学统旨》方，本方以四逆散为基础，再加陈皮、香附、川芎，共奏疏肝行气，活血止痛之功。作为疏肝理气代表方剂，主治肝失疏泄、气郁血滞所致的胁肋疼痛，往来寒热。张老在原方基础上，灵活化裁，辨证施治，治疗因肝郁气滞为主要病机的多种内科疾病，取得良好疗效。

1.胁痛

孙某，女，63岁。

初诊：2016年2月20日以"两胁部攻窜胀痛一月"为主诉就诊。1月前因琐事与家人争吵，大怒，遂感两胁肋部攻窜胀痛，后自行缓解。一月来，反复发作，生气后加重，头顶偶有攻窜疼痛，曾服用健胃消食片及行输液治疗，效不著。纳呆，食后胃脘部胀闷不舒，嗳气，无胃痛，无烧心泛酸，寐差多梦，二便调。舌淡红，苔薄白，脉沉滞。

证属肝气不疏，郁而作痛。治以疏肝解郁，行气止痛。方用柴胡疏肝散加减。处方：柴胡10g，陈皮10g，制香附10g，炒枳实12g，生白芍10g，青皮10g，川芎10g，生甘草6g。10剂，水煎服。

二诊：服上药后，胁痛有所减轻，上方加川楝子6g，醋元胡10g，继服10剂，告愈。

【按语】肝主疏泄，体阴用阳，在志为怒，性喜条达而恶抑郁，其经脉布胁肋循少腹。患者因大怒而致病，木失条达，肝气郁结，经气不利，故见胁肋攻窜疼痛，"怒则气上"，可见头顶偶有疼痛；肝木克土，运化失司，故见胃脘胀闷，纳呆嗳气。张老遵循《内经》"木郁达之"之义，方用柴胡疏肝散。

方中柴胡疏肝解郁为君药；香附理气疏肝，助柴胡以解肝郁；川芎行气活血而止痛，助柴胡以解经之郁滞，二药相合，增其行气止痛之功；陈皮、枳实理气行滞；芍药、甘草养血柔肝，缓急止痛。全方以辛味药为主，正合《素问·脏气法时论》所云"肝欲散，急食辛以散之，用辛补之"之旨，以助肝之"用阳"，同时白芍合甘草酸甘化阴，养肝血滋肝阴，以补肝之"体阴"。青皮一味，辛温升散，苦辛酸烈，沉降下行，偏于疏肝胆气分，兼能消积化滞，消痛散结。张老临床上喜用青皮治疗肝气郁滞之胁肋胀痛，属经验用药。二诊加用金铃子散，增强理气止痛之功。统观全方，辨证精准，用药得当，故收佳效。

2.胃痞

葛某，女，59岁。

初诊：2016年4月13日就诊。自诉5年来时觉胃脘胀满堵塞感，心情不好或劳累时明显，休息后缓解。未系统治疗。2016年3月26日于郑大二附院查胃镜示：食管静脉瘤，浅表性胃炎并胃窦部多发糜烂。病理诊断：（胃角）黏膜慢性炎伴肠上皮化生。症见：因近来在家带孩子，感觉压力大，心中郁闷，自觉胃胀堵塞感，时伴烧心、泛酸，口干不渴，纳可，脾气急易怒，眠可，二便调。舌暗红，苔薄黄腻，脉弦略数。既往发现血糖偏高1年余，空腹血糖6.5~7.6mmol/L，未服药治疗。

证属肝郁气滞，治以疏肝解郁，佐以清火。方用柴胡疏肝散加减。处方：柴胡10g，陈皮10g，川芎6g，生白芍10g，炒枳实10g，制香附10g，蒲公英30g，焦栀子10g，煅瓦楞子30g，生甘草3g。10剂，水煎服。

二诊：服上方后，胃脘胀满堵塞感明显减轻，烧心、泛酸有所缓解，守方继服10剂，告知效佳，未再来诊。

【按语】《类证治裁》云："肝木性升散，不受遏郁，郁则经气逆，为嗳，为胀，为呕吐，为暴怒胁痛，为胸满不食……皆肝气横决也。"本病病因为内伤七情，且患者平素心急易怒，肝气郁滞，失其条达，横逆犯胃，中焦气机不畅，升清降浊功能失调，可见脘腹痞满，日久郁而化火，可见烧心、泛酸等症，故临证选用柴胡疏肝散，疏肝解郁清火。选用柴胡、白芍、香附疏肝解郁，养血和肝，以顺应肝脏体阴而用阳的生理特性，川芎行气活血，陈皮、枳实调理中焦气机。张老在宏观辨证基础上，对结合现代医学检查结果亦十分重视。对于慢性胃炎胃镜下显示黏膜充血、水肿明显或糜烂明显者，临证常加用蒲公英一味，清热解毒的同时，一方面有助于改善症状，另一方面也有利于促进糜烂面的愈合，且慢性胃炎伴有Hp感染者，也多加用此药，乃张老经验用法。

（五）桃红四物汤

桃红四物汤出自《医宗金鉴·妇科心法要诀》，由当归、白芍、熟地黄、川芎、桃仁、红花组成。《医宗金鉴》用本方治疗经期超前属瘀血证者，"若血多有块，色紫稠黏，乃内有瘀血，用四物汤加桃仁、红花破之，名桃红四物汤"。方中桃仁活血祛瘀，润肠通便；红花活血通经，祛瘀止痛；川芎活血行气，祛风止痛；当归补血、活血、调经、止痛、润肠；熟地黄补血滋阴，益精填髓；白芍养血敛阴，柔肝止痛，诸药合用，补血而不滞血，和血而不伤血，共奏活血化瘀，养阴补血，去瘀生新之功，为治疗血病通用之方。张老在原方基础上，灵活加减化裁，广泛应用于妇科、内科、皮肤科等多种疾病，收效显著。

1.月经量少

杨某，女，43岁。

初诊：2016年8月31日以"月经量少3年"为主诉就诊。自诉3年前，无明显原因出现月经量少，曾至附近医院行多项妇科检查未见异常。症见：月经量少，经期提前5~6天，3日净，痛经，色深红，有少许血块，散在脱发，易急躁上火，口苦口干，入睡难，腰酸，体力可，二便调。舌淡红，苔薄白，脉细。

证属肝血不足，阴虚火旺。治以养肝血，清相火，佐以化瘀。方用桃红四物汤加减。处方：熟地10g，当归10g，生白芍12g，川芎6g，桃仁10g，红花6g，知母10g，黄柏6g，桑葚30g，桂圆肉15g。10剂，水煎服。

【按语】《素问·五脏生成篇》云："故人卧血归于肝。"王冰注："肝藏血，心行之，人动血运于诸经，人静血归于肝脏，肝主血海故也。"肝不藏血，经血虚少，冲任欠盈，则月经量少；"发为血之余"，血失濡养，可见散在脱发；病程日久，血虚化热伤阴，肝肾阴虚火旺，可见月经提前，急躁上火，口干口苦，腰酸；血不养心，则见入睡难。统观诸症，肝血亏虚为本，故选用桃红四物汤，补血养阴，活血通经。方中红花用量宜小，张老认为该药"小量活血，量大祛瘀"，此病补血为主，化瘀为辅，故小量使用；加知母、黄柏清相火，退虚热；桑葚一味，《本草经疏》载"甘寒益血而除热，为凉血补血益阴之药"，张老多用于肝肾阴虚，血虚化燥之证。加入桂圆，补益心脾，有助于气血化生，助心行血，兼有安神之效。

2.蛇丹痛

许某，女，50岁，干部。

初诊：2016年12月9日就诊。自诉4个月前，右下肢出现带状疱疹，经治疗一周后疱疹消退，后遗神经痛持续至今，胀痛剧烈，遇热右下肢沉痛胀感加重，活动后亦加重。体力可，心烦急躁，烘热汗出，口干渴，纳眠可，二便调，月经三个月未来潮。舌淡红，苔黄腻，脉沉滞。高血脂病史10余年。

证属络脉不通，治以清热养血，活血通络止痛。方用桃红四物汤加减。处方：生地15g，当归10g，生白芍15g，川芎6g，桃仁10g，红花10g，忍冬藤30g，丝瓜络30g。10剂，水煎服。

二诊：服上药后，疼痛明显减轻，守方继服15剂，疼痛告愈。

【按语】带状疱疹后遗神经痛，即中医学的"蛇丹痛"一病。张老认为，该病属于中医络病范畴。病毒稽留不去，余毒未尽，瘀阻络脉，不通则痛。正如《临证指南医案》云："盖久痛必入于络，络中气血，虚实寒热，稍有留邪，皆能致痛。"且患者年已五十，月经三月未潮，《素问·上古天真论》载"女子七七，任脉虚，太冲脉衰少，天癸竭"，气血亏虚，久痛不愈，络脉失养，"至虚之处，便是留邪之地"，不荣则痛，故活动后疼痛加重；邪毒入里化热，可见疼痛遇热加重，且伴有心烦烘热、汗出口渴等症状。针对上述病机，张老选用桃红四物汤，养血活血，原方易熟地为生地，加强清热养阴之力。忍冬藤、丝瓜络二药配伍使用，清热解毒，通经活络，是张老治疗气血瘀滞、经络不通所致疾病的经验对药，通络配合活血则效益彰。

3.蝴蝶斑

杨某，女，35岁。

初诊：2016年3月30日以"面颊部褐色斑3年余"为主诉就诊。自诉2013年行剖宫产时，发现子宫肌瘤，同时行子宫肌瘤切除术。此后颜面部渐生褐色斑块，形状不规则，双颊处多见。未予治疗。症见：前额、两颊处褐色斑，月经周期可，经前乳房胀痛，痛经，色暗，伴少量血块，经行3~4天，性情急躁，小便调，大便日一次，不成形。舌淡红，有瘀斑，苔白腻，脉沉滞。

证属气血失调，面失所养。治以养血活血，化瘀祛浊。方用桃红四物汤加减。处方：熟地10g，当归10g，生白芍10g，川芎10g，桃仁10g，红花10g，制香附10g，木贼草10g，丝瓜络30g，忍冬藤30g。10剂，水煎服。

二诊：服上方后，诸症渐缓，褐斑变淡，原方加丹皮10g，继服15剂，巩固治疗。

【按语】蝴蝶斑是一种面部出现或浅或深的褐色斑为特征的色素性皮肤病，女性多发。《内经》载"心主血，其华在面"，《诸病源候论》曰："面黑皯者，或脏腑有痰饮，或皮肤受风邪，皆令血气不调，致生黑皯。"患者产后发病，气血亏虚，血行瘀滞，颜面失于濡养而生斑；肝气不舒，气滞血瘀，可见素日性情急躁，经前乳痛，舌见瘀斑。治以桃红四物汤养血祛瘀。张老在原方基础上，加上制香附、木贼草二药，作为张老治疗面斑的特色对药，专功去"浊"以消斑；丝瓜络、忍冬藤两药配伍，配合桃仁、红花，通络配以活血，增强药效，这也是张老用药独到之处。全方紧扣病机，用药精当，收效显著。

4.失眠

王某，女，42岁。

初诊：2016年4月11日以"失眠4年余"为主诉就诊。4年来入睡难，多梦，白天精神差，盗汗，双目干涩，视物不清，皮肤干燥起皮，晨起口干，易上火，纳食可，小便调，大便偏干，2日一行。1年前始月经量明显减少，周期规律，行经2~3天，色暗，有血块。舌质暗红，苔薄白，脉细。

证属阴血不足，心肝火旺。治以养血活血，清热安神。方用桃红四物汤合酸枣仁汤加减。处方：生地15g，当归10g，生白芍15g，川芎3g，桃仁10g，红花6g，桑叶10g，竹叶10g，炒枣仁30g，茯苓10g，知母10g，生龙牡（先煎）各30g，生甘草6g。10剂，水煎服，每日1剂。

二诊：失眠、眼干涩、视物不清、手干等症状均较前减轻。继以本方加减，治疗1月后，睡眠基本恢复正常，眼干视物不清较前好转，月经量有所增多。嘱平时服归脾丸巩固疗效。

【按语】本案虽以失眠为主诉，但治疗上，张老不仅仅着眼于此，而是从整体出发，综合把握病情。患者1年来月经量明显减少，提示阴血不足，《素问·五脏生成篇》云"肝受血而能视"，肝血不足，目失濡养，故两目干涩，视物不清，肌肤失养，则皮肤干燥，血虚津亏，则大便干；阴血不足，则虚火偏旺，故平时易上火，晨起口干，夜间汗多。故从整体考虑该患者之失眠系因阴血不足，心肝火旺，以桃红四物汤养血活血、酸枣仁汤清虚火，桑叶、竹叶清心肝之热，另加生龙牡平亢奋之虚阳，镇潜安神，方药对症，故不但失眠得愈，月经量少、眼干涩等症状也一并缓解。

（六）三仁汤

三仁汤出自清代医家吴鞠通《温病条辨·上焦篇·湿温寒湿》："头痛恶寒，身重疼痛，舌白不渴，脉弦细而濡，面色淡黄，胸闷不饥，午后身热，状若阴虚，病难速已，名曰湿温。汗之则神昏耳聋，甚则目瞑不欲言，下之则洞泄，润之则病深不解，长夏深秋冬日同法，三仁汤主之。"吴氏认为"湿为胶滞阴邪，若加柔润阴药，二阴相合，同气相求，遂有锢结而不可解之势，惟以三仁汤轻开上焦肺气，盖肺主一身之气，气化则湿亦化也。"三仁汤原方由杏仁、白蔻仁、生薏苡仁、厚朴、通草、滑石、淡竹叶、半夏组成。方中杏仁宣上焦之肺气，气行则湿化；白蔻仁畅中焦之脾气；薏苡仁渗湿利水而健脾，使湿热从下焦而去；三仁合用，三焦分消，是为君药。滑石、通草、竹叶加强君药清热利湿，为臣药。半夏、厚朴化湿行气，散结除满，为佐药。纵观全方，体现了宣上、畅中、渗下，三焦分消的配伍特点，具有宣畅气机、清利湿热之功，气畅湿行，暑解热清，三焦通畅，诸症自除。张老在深入把握三焦辨证论治要领基础上，灵活运用三仁汤化裁，治疗湿浊为主的多种内科杂证，取得良好疗效。

1.面疔

王某，男，20岁，务工。2016年2月19日以"面部痤疮1年余，加重1月"为主诉就诊。自诉1年来，颜面部出现小丘疹，按压疼痛，用手挤压可见粟粒样白色粉汁，近1月来丘疹增多，多方治疗效不著。刻诊：患者颜面部痤疮，部分可见白色脓头，下颌及口唇周围明显，疹周围色红，有的疹下有硬结，无瘙痒感，按之疼痛。口干渴多饮，饮不解渴。纳可，眠差，入睡难，小便色黄，大便2~3日一行，软便。舌红苔黄厚腻，脉沉滞。患先天性瓣膜狭窄，曾于六七岁时在河南省胸科医院行心脏瓣膜置换术。素日喜食辛辣油腻之品，熬夜较多。

证属湿热内蕴，痰瘀浊阻。治以清热利湿泄浊，化瘀散结。方用三仁汤合升降散加减。

处方：杏仁10g，白蔻仁（后下）10g，生薏仁30g，厚朴10g，清半夏10g，竹叶10g，滑石（包煎）30g，赤芍15g，炒白僵蚕10g，蝉蜕6g，姜黄6g，酒大黄（后下）6g，通草3g。20剂，水煎服。

【按语】患者素日喜食辛辣油腻之品且多熬夜，《素问·奇病论》云："肥者，令人内热；甘者，令人中满；故其气上溢，转为消渴。"多食肥甘厚味，则易生湿助热，热毒郁结于内，上于头面则为疔；湿热阻滞气机，气机壅塞而致三焦气化失司，津不上乘，则干渴多饮，饮不解渴；舌红，苔黄厚腻，一派湿热内蕴，痰瘀浊阻之象。故张老选用三仁汤清热利湿泄浊以治本，同时辅以升降散升降相因，疏利气机，原治"表里三焦大热"，方中僵蚕、蝉蜕辛散质轻而升阳中之阳，姜黄、大黄味苦沉降而降阴中之阴，正如杨栗山所言："升降散升清降浊，一升一降，内外通和而杂气流毒顿消。"两方合用，使得三焦通畅，气化得所，湿热痰瘀自去，疔肿得消。

张老将临证应用三仁汤三大要点总结为：①病邪为湿浊。现代人多因饮食偏嗜，恣食辛辣肥甘厚味之品，易生湿生浊，使脏腑功能失调，诸病丛生，属湿浊之证者居多。②病位较弥散，两焦同病，或上中下三焦俱病，或表里内外俱病。③舌质淡红或红，苔白腻或黄腻。舌苔腻是湿浊证的重要指征。张老用三仁汤加减治疗临床上具备上述特点的内伤发热、肺炎、胃炎、结肠炎、高血压病、失眠等，多获良效。

2.中风

寇某，男，62岁，农民。

初诊：2016年4月11日以"右侧肢体无力5年"为主诉就诊。5年前，因头晕、右侧肢体麻木于解放军153医院住院检查，头颅MRI示：左侧丘脑腔隙性脑梗死，后经西医治疗症状好转。出院后至今，间断发作3次。现症见：患者体胖，右侧肢体无力，屈伸不利，伴麻木感，无痛，头晕，行走不稳，语言不利，饮水呛咳，咽食困难，口黏。纳眠可，小便调，大便溏，日一次。舌体胖大，舌质暗红，苔黄腻，脉沉滞。高血压、高血脂、糖尿病病史5年，肺阻塞病史3年。服西药降压药、降糖药控制可。

证属痰瘀阻滞，经络湮淤。治以清热利湿，化瘀通络。方用三仁汤加减。处方：杏仁10g，白蔻仁（后下）10g，生薏仁30g，厚朴10g，清半夏10g，竹叶10g，滑石（包煎）30g，通草6g，桃仁10g，红花10g，茯苓30g，丝瓜络30g，橘络3g，制南星10g，干地龙10g。30剂，水煎服。

二诊：服上药后，右下肢无力较前好转，已无头晕，右上肢仍觉麻木、屈伸不利。上方加酒桑枝30g，鸡血藤30g，继服30剂，告诸症减轻。

【按语】此案西医诊断为腔隙性脑梗死，属于中医"中风"中经络范畴。张老临证注重辨病与辨证相结合，结合西医病名，综合临床症状从整体予以考虑。患者体胖，有三高病史，加之脑梗病程较久，痰瘀互结，经络阻滞，故可见肢体无力、麻木，屈伸不利；舌暗红，苔黄腻，脉有沉、有滞，湿浊化热之象明显。故选用三仁汤清热利湿，辅以活血通络之品，使气机清浊升降自如，经络得以疏通。方中橘络、制南星是张老临床经验药对，橘络味苦性平，擅于走经络，行气化痰，顺气活血，通络止痛，天南星苦温辛烈，开泄走窜力强，可燥湿化痰。两药互用，张老每用之治疗痰滞经络之症，有较好的化痰之效。二诊加酒桑枝一味，张老喜用之治疗上肢肢体麻木、疼痛，屈伸不利等，疗效显著。

3.不寐

姜某，女，49岁。

初诊：2016年6月29日以"失眠多梦5年"为主诉就诊。自诉5年前无明显诱因出现眠差多梦，易醒，醒后不易入睡。偶有头晕，头昏重感，急躁心烦，身困乏力，胸闷不饥，小便调，大便日一次，不成形，黏滞不爽。1年前断经，易汗出。舌淡红，苔白腻，脉沉滞。

证属湿阻三焦，治以宣畅气机，利湿化浊，宁心安神。方用三仁汤加减。处方：杏仁10g，白蔻仁（后下）6g，生薏仁10g，厚朴10g，清半夏10g，竹叶10g，滑石（包煎）20g，通草6g，炒卜子10g，生甘草3g。

二诊：服上方后，失眠好转，头晕、身困有所缓解，大便成形，仍觉汗出，原方加浮小麦30g，继服15剂，告知诸症皆缓。

【按语】失眠原因众多，因思虑劳倦，劳伤心脾；或素体虚弱，肾阴不足；或肝郁化火，扰动神魄等，皆可导致失眠的发生。本案患者失眠为主症，在此基础上伴有头昏头重，神困乏力，胸闷不饥，大便黏滞，舌苔白腻等症状。《素问·生气通天论》曰"因于湿，首如裹"，《素问·六元正纪大论》云"湿胜则濡泻"，清代吴鞠通有言："胸闷不饥，湿闭清阳道路也。" 张老临床辨证，紧紧抓住失眠以外的几大主症，进而围绕湿阻三焦这一核心病机，选用代表方三仁汤加减，宣畅气机，利湿化浊，宁心安神，以收佳效。此案充分体现了张老辨证外之证的临床功夫。

（七）升陷汤

升陷汤出自《医学衷中参西录》，由近代著名医家张锡纯所创，原为胸中大气下陷，气短不足以息者而设。"治胸中大气下陷，气短不足以息，或努力呼吸，有似乎喘；或气息将停，危在顷刻。其兼证，或寒热往来，或咽干作渴，或满闷怔忡，或神昏健忘，种种症状，诚难悉数。其脉象沉迟微弱，关前尤甚。其剧者，或六脉不全，或参伍不调。生箭芪六钱，知母三钱，柴胡一钱五分，桔梗一钱五分，升麻一钱。"方以黄芪为君，张氏谓其能补气兼能升气，善治胸中大气下陷；惟其性偏温，故以知母之凉润济之；并以柴胡，引大气之陷者自左而升，升麻引大气之陷者自右而升；桔梗为药中之舟楫，能载诸药之力上达胸中，故用之为向导也。原方加减用药，"气分虚极下陷者，酌加人参数钱，或再加山萸肉（去净核）数钱，以收敛气分之耗散，使升者不至复陷更佳。若大气下陷过甚，至少腹气坠，或更作疼者，宜将升麻改用钱半，或倍作两钱。"张老临床加减用之，治疗大气下陷诸证，屡获佳效。

1.心悸

邢某，女，62岁。

初诊：2016年3月30日就诊。自诉15年前无明显诱因出现心悸、胸闷，间断伴有咳嗽咯痰，每于感冒后加重。3月前因劳累受风寒咳嗽加重，心下有紧缩感，全身乏力，纳差，眠差多梦，大便4~5日一行。舌红，苔薄白，脉沉弱。既往冠心病病史20年。

证属大气下陷，治先补其大气，再行易方。方用升陷汤加减。处方：党参15g，生黄芪30g，知母15g，桔梗6g，柴胡6g，升麻6g，山萸肉10g，大云30g，炙甘草6g。10剂，水煎服。

二诊（2016年4月11日）：服上方后，效佳。全身乏力减轻，偶有心悸、咳嗽，纳可，眠差多梦，大便调。舌红，苔薄白，脉缓弱。处方：党参10g，麦冬15g，五味子10g，生黄芪30g，当归10g，丹参30g，小麦30g，大云30g。10剂，水煎服。

三诊：服上方后，全身乏力、心悸明显减轻，咳嗽基本不作。纳差，食少，舌红，苔薄白，脉弱。继以养心通腑之法治之，后告诸症缓解。

【按语】《灵枢·邪客》曰："宗气积于胸中，出于喉咙，以贯心脉而行呼吸焉。"宗气为诸气之纲领，宗气虚而下陷，则诸气失之统摄，不能"贯心脉而行呼吸"，故可见心悸、胸闷、咳嗽、全身乏力、眠差多梦、脉沉弱等症。且发病每于劳累或外感后加重，劳则气耗，"邪之所凑，其气必虚"，察其脉象，当以升心胸中内陷之气为法，故张老先以升陷汤为主方，取其升阳举陷之功，加党参、山萸肉，增强益气之力的同时，收敛气分之耗散，加大云润燥通便。二诊显效，诸症缓解，诊脉虽弱，却未见沉象，乃单纯气虚之证，故选用生脉饮加减治之。三诊巩固治疗以收工。

本案充分体现了张老"审证求机"的诊疗思想。张老认为："中医治病不重在病名，而重在病机，病机就是病之本，病之性。"他对于已经确诊的西医病名和诸多化验、仪器检查结果，只作参考，不对号入座。正如本案所示，张老不受西医冠心病诊断的限制，按中医思维辨证其为大气下陷，治以升陷汤，收效显著，值得深思。

2.郁证

张某，女，38岁。

初诊：2016年4月25日就诊。患者自诉半月前，因情绪刺激大怒后出现心烦、急躁、全身乏力、头晕、心悸、气短，时常难过欲哭，行各种检查未见异常。曾服汤剂柴胡疏肝散及"解郁丸""归脾丸"等中成药，乏效。现症见：抑郁貌、心烦、急躁、头晕、全身乏力、神困、怕冷。既往曾有"产后抑郁症"病史，月经量大，有血块，经前乳房胀痛。舌质淡暗，苔薄黄，脉沉细。

证属大气下陷，治当升举下陷之气。方用升陷汤加减。处方：党参15g，生黄芪30g，知母15g，桔梗6g，升麻6g，柴胡6g，山茱萸10g，炙甘草6g。10剂，水煎服。

二诊：乏力、头晕、神困、心烦急躁等症状明显缓解，继以本方化裁。四诊后临床症状基本消失，乃以逍遥丸巩固治疗。

【按语】本案经前医诊治，据病史、发病诱因及临床表现，诊断为肝郁气滞，治以疏肝解郁，处以柴胡疏肝散化裁治之，似无不妥，乏效原因何在？细察患者既往肝气素郁，加之本次大怒伤肝，兼见平时月经量大，结合临床所见全身乏力、困倦等，气血已见亏虚之象，且理气药物多属香燥，容易耗伤气血，故初医用疏肝理气药物疗效不佳。张老抓住素日月经量大、周身乏力、神困等辨证要点，辨为大气下陷，先用升陷汤治之，并加党参、山茱萸、炙甘草以益气敛阴，中气健运，待气血生化得源，精神健旺之后，继以逍遥丸善后以疏肝健脾。虽同为解肝郁，但一先一后，轻重缓急，分寸拿捏之精确，可见一斑。

（八）清宫汤

清宫汤出自清代名医吴鞠通的《温病条辨》，由玄参心、莲子心、竹叶卷心、连翘心、犀角尖、连心麦冬组成。此方系治温邪逆传厥阴心包而致的神昏谵语证。吴氏把神昏谵语的病理以水火概之，即"火能令人昏，水能令人清，神昏谵语，水不足则火有余，又有秽浊也"，又云"热多神狂，谵语烦渴"。张老认为，这也正是水火失济、心肾不交失眠的病机。方中玄参味苦，属水，能补肾水，清浮游之火；犀角味咸，辟秽解毒，善通心气，清解心热；莲子心甘苦咸，能使心火下通于肾，使肾水上潮于心；连翘能退心热；竹叶能通窍清心养心；麦冬"禀少阴癸水之气"养心，"以散心中秽浊之结气"。此方含水火既济之义，构思精到，药味精练，君臣佐使有序，能清心开窍、交通心肾水火、辟秽祛浊，张老借用以治疗失眠。今犀角已禁用，可改用水牛角，并辨证加用丹参、生地黄、当归、柏子仁养心肝阴血；茯苓、山药以滋脾阴；五味子、芦根以养肺生津；山茱萸、墨旱莲、女贞子以养肾阴；怀牛膝引虚火下行；夏枯草和阳养阴。张老临证时，常在辨证基础上合用甘麦大枣汤、枳实芍药散、黄连温胆汤等，取得很好疗效。

1.失眠一

尚某，女，72岁。

初诊：2016年4月1日以"寐差20余年，胸闷痛1年余"为主诉就诊。患者诉20年来，入睡困难，需服氯硝安定片才能入睡，晨起口干口苦，眼干涩，视物昏花，白天头晕乏力，伴心烦急躁，五心烦热。近1年来，出现胸骨体下段处时发闷痛，发作无规律，4~5秒自行缓解，小便调，大便干，2日一行。舌红，苔薄黄，脉沉弱。既往高血压、高血脂病史20年，服西药控制可。

证属阴血不足，虚火扰心。治以滋阴凉血清心。方用清宫汤加减。处方：连翘10g，莲子心3g，麦冬30g，竹叶10g，玄参30g，黄连6g，炒枳实10g，生白芍30g，怀牛膝15g，夏枯草10g，生甘草3g，小麦30g。15剂，水煎服。

二诊：入睡困难较前好转，每晚可睡5~6个小时，心烦急躁、五心烦热、口干眼干、胸部闷痛等症亦均有所减轻，继以本方加减，前后共服药2个月，睡眠基本正常，胸部闷痛、视物昏花、大便秘结诸症亦基本消失。

【按语】清宫汤原方主治温病误治，液伤邪陷，心包受邪所致之发热、神昏谵语等症。本案中，张老用该方治疗老年失眠证属阴血不足、虚火扰心者。此患者无发热伤阴病史，但考虑到年龄因素，"年四十而阴气自半"，结合临床症状，出现口干眼干、视物昏花、五心烦热等，提示阴亏火旺，故以清宫汤重用麦冬、玄参以滋阴凉血，少佐黄连、连翘、竹叶、莲子心以清心泻火，且用量极轻，既清心火，也不伤阴液。另加牛膝引虚火下行；夏枯草亦是张老治疗失眠的常用药物，尤以阴血不足，心肝火旺之老年患者更为合适，《重庆堂随笔》言其"微辛而甘，故散结之中，兼有和阳养阴之功，失血后不寐者服之即寐"。患者因时发胸部闷痛，故合用枳实芍药散，重用芍药，增强行气和血止痛之力，同时解郁清热，以助安眠；合用甘麦大枣汤，养心安神除烦。统观全方，切合病机，故能收到良好的疗效。

2.失眠二

韩某，男，54岁。

初诊：2016年6月27日以"失眠半年"为主诉就诊。自诉近半年来入睡困难，夜间睡眠3~4小时，平素血压正常，睡眠不好则血压升高。纳可，小便色黄，偶有尿道灼热感，大便调。舌质暗红，苔黄厚腻，脉沉滞。

证属心肝火旺，阳不入阴。治以清心肝火，敛阳入阴。方用清宫汤加减。处方：连翘10g，莲子心3g，麦冬30g，竹叶10g，玄参15g，黄连3g，清半夏10g，炒枳实10g，生白芍15g，怀牛膝10g，生甘草3g。10剂，水煎服。

二诊：服上方10剂，效佳。服至4剂时已能睡着，现睡眠基本正常。入睡可，夜眠时有颈部汗出，咽喉痒，咳嗽咯白痰，纳可，二便调。舌质淡红，苔白略厚，脉略数。处方：上方加夜交藤30g，生龙骨（先煎）30g，生牡蛎（先煎）30g，小麦30g，蝉蜕6g，橘红6g。15剂，水煎服。告知睡眠正常，余症缓解。

【按语】患者失眠的主要表现为入睡困难，《灵枢·邪客》云："昼日行于阳，夜行于阴，常从足少阴之分间，行于五脏六腑。今厥气客于五脏六腑，则卫气独卫其外，行于阳不得入于阴。行于阳则阳气盛，阳气盛则阳跷陷，不得入于阴，阴虚，故目不瞑。"故阳不入阴是本案核心病机。加之患者小便黄、尿道灼热等"心移热于小肠"的症状，治以清宫汤加减，清心肝火。半夏一味，有《内经》半夏秫米汤之意，引阳入阴。辨证准确，处方得当，故4剂显效。二诊加用养心安神潜阳之品，终获佳效。

（九）银翘散

银翘散一方出自清代著名温病学家吴鞠通《温病条辨》，是吴氏总结叶天士治疗温病表证之主方，专为治温热病设立的辛凉解表之平剂，在《温病条辨》全书方剂排序中，虽位列第二，在辛温解表、调和营卫的桂枝汤之后，但实为吴鞠通治疗温病第一方，是温病学中影响最为深远、应用最为广泛的名方。原方是吴氏针对风温、冬温等温病初起，风热之邪侵袭肺卫之证而设。其治法首遵《素问·至真要大论》"风淫于内，治以辛凉，佐以苦甘"之旨，又宗喻嘉言芳香逐秽之说。主用辛凉，意在宣通肺卫，轻清透邪；佐以苦甘，意在解毒泄热，生津养阴；兼用芳香，意在逐秽散热解毒。方中以辛凉微苦之银花、连翘为君，既辛凉宣透，清热解毒，又芳香辟秽，在透解卫分表邪的同时，兼顾了温邪多挟秽浊之气的特点。薄荷、牛蒡子味辛而性凉，疏散风热，清利头目，且可解毒利咽。荆芥、淡豆豉辛而微温，助君药发散表邪，且具芳香之气，有透热逐秽之功。竹叶辛凉微苦，助银花、连翘清透风热。芦根甘而微寒，清热生津以止渴。桔梗宣肺，既可利咽止咳，又有助于透邪外出。甘草既可调和诸药，护胃安中，又可合桔梗清利咽喉。诸药辛凉苦甘，配合巧妙，清疏兼顾，纯走上焦，使肺卫宣通，风热外透，邪去正安。正如吴氏所说"此方之妙，预护其虚，纯然清肃上焦，不犯中下，无开门揖盗之弊，有轻以去实之能。用之得法，自然奏效"。

1.反复感冒

王某，女，29岁。

初诊：2016年4月6日就诊。2年前产后感冒，并发上呼吸道感染，之后至今，感冒反复发作，咽痛，流黄涕，咳嗽，迁延数日难愈，吐黄痰。欲调理身体前来就诊。现症见：断奶25天，月经未至，急躁易怒，纳眠可，晨起口中黏腻，大便黏，日一次，舌淡红，苔薄白，脉细。既往浅表性胃炎一年半。

证属上焦伏热，兼有湿浊。治以疏解上焦之热，芳香化浊。方用银翘散加减。处方：金银花10g，连翘10g，竹叶10g，牛蒡子10g，薄荷（后下）6g，苇根30g，桔梗10g，黄芩10g，生甘草3g。15剂，水煎服。

二诊：服完上药后，1月内感冒1次，咳嗽，吐黄痰，易上火。纳可，大便不干，月经正常。舌质偏红，苔薄黄，脉沉细。处方：金银花10g，连翘10g，竹叶10g，牛蒡子10g，桔梗10g，黄芩10g，桑白皮10g，地骨皮10g，天花粉10g，生甘草3g。15剂，水煎服。后告知感冒基本不作，未再服药。

【按语】《素问·刺法论》云"正气存内，邪不可干"。患者产后体虚，感邪发病，虽经治疗，但正气不足，驱邪无力，余热伏于上焦，留恋不去，临床可见反复感冒，症见咳嗽、咽痛、流黄涕、吐黄痰等热邪内扰症状。银翘散是治疗风温、温热，以及杂病属于邪在卫分、上焦，治当辛凉清解者的代表方剂。张老在辨证基础上选用此方，方中银花、连翘二药均味辛凉、质轻清，"具升浮宣散之性"。宗吴鞠通"治上焦如羽，非轻不举"，凡有邪热在上焦，有疏透外解之机者，皆可并用之就近以引导，以期病邪趁势外解；同时二药还可清解邪热，且兼具芳香逐秽之功，对于本案症见口黏腻，大便黏尤为适宜。现代中药药效药理研究表明，银翘散方具有显著抗病毒、抗菌、解热、抗炎、抗过敏、增加免疫力等作用。二诊加用泻白散，增强泻肺中伏火之力，故收佳效。

2.淋巴结肿大

闵某，女，52岁。

初诊： 2016年5月16日就诊。4月前感冒后，引起左耳下皮内一指腹范围大小隐痛，曾于北京301医院，郑大一附院、河南省人民医院检查，结果示：白细胞稍高，左耳淋巴结肿大，排除淋巴结结核，余无异常。痛甚时左侧面部胀痛，服用罗红霉素、头孢类消炎药后，疼痛减轻，未服用中药治疗。现症见：左耳下一指腹范围皮肤不红、不肿、不热，触之微硬，放射痛至左颈下，食辛辣刺激物后疼痛加剧，口服罗红霉素治疗已一周，口苦，小便黄热痛，大便调。舌质红，苔薄黄，脉细。2012年因子宫肌瘤行子宫切除术。糖尿病10余年，胰岛素注射控制可。

证属少阳经郁火。治以解毒散结。方用银翘散加减。处方：金银花10g，连翘10g，荆芥6g，牛蒡子10g，薄荷（后下）6g，桔梗10g，苇根30g，黄芩10g，车前草30，夏枯草15g，赤芍15g，生甘草6g，天花粉6g。15剂，水煎服。

二诊： 服上方后，肿块明显缩小，疼痛减轻。守方继服15剂，告愈。

【按语】《灵枢·经脉》载："三焦手少阳之脉，起于小指次指之端……其支者：从耳后入耳中，出走耳前，过客主人，前交颊，至目锐眦。""胆足少阳之脉，起于目锐眦……其支者：从耳后入耳中，出走耳前，至目锐眦后。"本案发病部位为少阳经循行部位，患者感冒后发病，邪毒与气血相搏，外泄肌肤，病位在肺卫，兼涉少阳经脉，故以耳下疼痛为其临床特征。患者血白细胞高，西医以消炎之法治之。张老不囿于此，而是采用疏风清热、消肿散结之法，治方以银翘散加减，辨证选用既能清肝胆之热，又能散结消肿之夏枯草，合用清热利尿之车前草、凉血行瘀之赤芍，利水道使邪有去路的同时，走血分化瘀止痛，双管齐下，收效显著。

（十）圣愈汤

在古医籍中，"圣愈汤"的同名方剂共有4首，但其来源、方药组成、功效及主治有所不同。以"圣愈汤"为名的方剂最早见于李杲所撰的《兰室秘藏》卷下。由于元代朱震亨的《脉因证治·金疮》卷4所记载的圣愈汤，较之其他同名之方更为后世医家所习用，因而得以广为流传，沿用至今，张老临床所用圣愈汤即为此方。圣愈汤体现了补血剂配伍补气药的组方模式，在原书中主要用来治疗金疮"出血太多"及"漏血下赤白，日下数升"所致的血虚证。至《医宗金鉴》则明确指出圣愈汤的主治证为失血太多，阴亏气弱，气虚血少。方中重用熟地，既可补血滋阴，又能补肾填精，精充则能生血，为君药。当归辛甘性温，补血活血，为补血之良药，白芍养血敛阴益营，二药相配共助熟地补血养阴，为臣药。人参、黄芪能大补脾肺之气，补气以生血；川芎活血行气，调畅气血，既助当归以行血药之滞，又防血虚而致血瘀，三者共为佐药。其配伍特点为：补中有行，动静结合；温润并行，刚柔相济；气血兼顾，重在补血。张老每用之治疗气血两虚为主的妇科、内科疾病，常获佳效。

1.瘛疭

郑某，女，31岁，农民。

初诊：2016年6月20日以"入睡前四肢抽动3年"为主诉就诊。自诉3年前于怀孕后期无明显诱因出现睡前四肢阵发性抽动，持续至今。发作时意识清楚，但不能自控，无口吐白沫，无意识丧失。平素乏力，怕冷。经期7~10天，经量稍多，有少量血块，经前烦躁，无乳房胀痛。纳眠可，二便调。舌淡，苔薄白，脉沉细。

证属肝血亏虚，血不养筋。治以补益气血。方用圣愈汤加减。处方：熟地15g，生白芍20g，当归身10g，川芎3g，党参10g，生黄芪30g，桑葚30g，柏子仁15g，木瓜15g，制附子6g，炙甘草10g。10剂，水煎服。

二诊：服上方后，四肢抽动明显减少，嘱原方继服15剂，告愈。

【按语】《素问·玉机真脏论》云："（病）筋脉相引而急，病名曰瘛。"成无己《伤寒明理论》载："瘛者筋脉急也，疭者筋脉缓也，急者则引而缩，缓者则纵而伸，或缩或伸，动而不止者，名曰瘛疭。俗谓之搐者是也。"肝藏血主筋，患者于孕期发病，且平素乏力，经量大，经期较长，肝血亏虚，血不养筋，故四肢抽动，结合舌脉，选用圣愈汤益气补血，同时重用白芍、甘草，含有芍药甘草汤之用，酸甘养阴。木瓜一味，酸以养筋，治疗筋脉挛急，张老常在辨证基础上加用此药。柏子仁在此方中并非为宁心而用，而是涵养肝木，《医学衷中参西录·柏子仁解》载："《本经》谓柏实能安五脏，而实于肝脏尤宜也。"附子的使用，是张老治疗肢体筋脉疾病的独到经验，《素问·生气通天论》云"阳气者，精则养神，柔则养筋"，结合患者临床症状，故需顾护机体阳气，使之更好地发挥"养筋"的作用，运用附子可谓点睛之笔。

2.乏力

雒某，女，45岁，职员。

初诊：2016年7月22日以"乏力5年"为主诉就诊。自诉5年来，间断出现浑身无力，偶伴心慌憋闷，眠差多梦，早醒，醒后不易入睡。素日血压偏低，血糖偏低，时有头晕汗出，手麻抽搐。曾服补益气血之品，症状略有缓解。月经先期3~7天，经量少，有少量血块，经前腹胀，乏力懒动。小便频，大便偏干，2~3日一行，排便不爽。舌淡红，苔薄黄，脉沉弱。

证属气血亏虚，治以益气补血。方用圣愈汤加减。处方：熟地15g，生白芍15g，当归10g，川芎3g，党参12g，生黄芪30g，炒火麻仁30g，桃仁10g。15剂，水煎服。

二诊：乏力减轻，诸症缓解，仍眠差早醒，大便1日一行，原方去炒火麻仁，加炒枣仁15g，继服15剂，后告之诸症大有好转。

【按语】《素问·调经论》云："人之所有者，血与气耳。"本案患者症状繁杂，张老既注重辨有症状之证"浑身乏力，眠差早醒，手麻抽搐，月经先期且量少，大便干"，此乃气血不足，失却推动濡养之力；同时更重视辨无症状之证"素日血压、血糖偏低"，说明素体气血亏虚，实乃不足之体质；结合病史，服补益气血之品有效，故而紧紧抓住"气血亏虚"这一基本病机，选用圣愈汤以补益气血，使得阴生阳长，血随气行，内外调和，以收佳效。

（十一）建瓴汤

建瓴汤是清代名医张锡纯为治脑充血而设的方，方由生怀山药、怀牛膝、生赭石、生龙骨、生牡蛎、生怀地黄、生杭白芍、柏子仁组成。《素问·调经论》曰："血之与气，并走于上，则为大厥，厥则暴死，气反则生，不反则死。"又《内经》谓"诸风掉眩，皆属于肝"，张氏用建瓴汤原意为服药后上行之血如建瓴之水下行。方中山药性平，为肺、脾、肾三脏平补之品，能补肾涩精；生白芍味酸，能入肝以生肝血；生地性寒，善滋阴清热，三药同用，滋补肝肾之功著。生赭石性微凉，能生血兼能凉血，其质重坠，善镇逆气；生龙骨味甘而涩，能潜镇浮阳，入肝敛戢肝木；生牡蛎咸寒属水，以水滋木，则肝自得其养；其质类金石有镇安之力，则肝得其平，与引血下行之牛膝共施，潜上亢之肝阳。柏子仁能涵养肝木，滋润息水，《本经》谓："柏实能安五脏，而实于肝脏尤宜也。"诸药相合，用柔静酸甘之药滋养肝肾之阴，用介壳咸降之药潜镇上亢之阳，集滋阴固本、潜阳息风、清火降压为一体，继而肝阳得潜，气血下行，阴阳平调，诸症自消。张老对于临床证属肝肾阴虚之高血压、眩晕、失眠等疾病，多用此方，收效显著。

1.不寐

邢某，男，51岁，干部。

初诊：2016年12月9日以"寐差3个月"为主诉就诊。自诉3个月来出现入睡难，多梦易醒，醒后不易入睡，夜间汗出，心烦急躁，口干，服知柏地黄丸心烦好转，体力可，纳可，小便调，大便干，1~2日一行。舌淡红，苔薄白，脉沉弦。高血压病史10余年，服西药控制可。空腹血糖偏高，未服降糖药。

证属肝肾阴虚，虚火扰心。治以滋补肝肾，清火安神。方用建瓴汤加减。处方：生白芍30g，生山药30g，怀牛膝30g，柏子仁6g，生地10g，代赭石30g，生麦芽15g，生龙骨（先煎）30g，生牡蛎（先煎）30g。15剂，水煎服。

二诊：睡眠有所好转，仍觉心烦、口干，大便偏干，原方加知母10g，夜交藤30g。15剂，水煎服，诸症大减。

【按语】患者以失眠为主诉，结合高血压病10余年的基础病史，《灵枢》曰"阴虚故不瞑"。对于此型患者，张老辨证从肝肾阴虚入手，患者兼见盗汗、心烦、口干等阴亏化火症状，故选用建瓴汤，方中生地黄滋阴壮水以治火，生白芍入肝以生血，柏子仁涵养肝木，同时清心养心安神，配以牛膝、代赭石、生龙牡等平肝潜阳，引血下行，以促阴阳平调，心神得安。《素问·金匮真言论》云："东方青色，入通于肝……其味酸，其类草木，其畜鸡，其谷麦。"生麦芽一味，张老取其疏肝之性，每于养肝体时不忘助其用，体现其体用结合的调肝思路。

张老对于建瓴汤临床应用要点归纳为：①多见高血压病史，其脉多弦，或寸盛尺虚，无缓和之意。②头目时常眩晕，或常觉头痛，或耳鸣目胀。③时觉心烦，或心中懊恼不宁，多梦。④或半身似有麻木不遂，或行动不稳，或自觉头重足轻。临床多用于治疗高血压、偏头痛、失眠、脑卒中等疾病，有良好的疗效。

2.心悸

周某，女，61岁。

初诊： 2016年11月30日以"心慌2年"为主诉就诊。患者素日心事重，思虑较多，2年来，时发心悸，心烦，乏力，无胸闷、胸痛，血压高时易头晕发作。上周因家人去世，心慌加剧，晕倒在地，血压210/160mmHg，送当地医院急救，未发现脑血管病变，清醒后出院，现欲中药调理。症见：时发心悸，眩晕阵作，气短乏力，心烦，失眠多梦，舌暗，苔薄黄，脉沉弦。当日血压140/100mmHg。高血压病史5年，服降压药控制。糖尿病3年余。

证属肝肾阴虚，水不涵木，肝阳上扰心神，治以清火、降冲、宁心，方用建瓴汤加减。处方：生白芍30g，生山药30g，怀牛膝30g，柏子仁6g，生地10g，代赭石30g，生麦芽15g，生龙骨（先煎）30g，生牡蛎（先煎）30g，丹皮10g。15剂，水煎服。

二诊： 服上方后，心悸、眩晕明显好转，嘱原方继服15剂，并嘱按时服用降压药，控制好血压，后未再诊。

【按语】《石室密录》载："怔忡之证，扰扰不宁，心神恍惚，惊悸不已，此肝肾之虚而心气之弱也。"本病的发病机制，"年四十而阴气自半"，患者在肝肾阴虚基础上，由于素日思虑较多，思则气结，气郁化火，水不涵木，肝阳上扰心神而致心悸、心烦多梦、眩晕等诸症。病位虽在心，但与肝肾关系密切。建瓴汤具滋补肝肾之阴、潜镇肝阳之亢、滋阴固本、潜阳息风之功能，将清火、降冲、宁心合为一体，从而使肝阳得潜，气血下行，促进阴阳平衡，则心神平顺，诸症自消。张老总结临床低压较高的患者特点，一是脉象多沉，二是治疗上需着重养阴，白芍常用至30g，此乃张老独到经验。

（十二）黄连温胆汤

黄连温胆汤出自清代陆廷珍的《六因条辨》，为温胆汤加黄连化裁而来。温胆汤出自孙思邈的《备急千金要方》："治大病后，虚烦不得眠，此胆寒故也，宜服温胆汤方：半夏、竹茹、枳实各二两，橘皮三两，生姜四两，甘草一两。"

宋代医家陈无择在《三因极一病证方论》中加茯苓、大枣，生姜由原来的四两减为五片，组成新的温胆汤，主治扩充为"心胆虚怯，触事易惊，梦寐不祥。或异象感惑，遂致心惊胆摄，气郁生涎，涎与气抟，变生诸证。或短气悸乏，或复自汗，四肢浮肿，饮食无味，心虚烦闷，坐卧不安"。《三因方》温胆汤为平调胆胃之剂，该方中正平和，临床使用较多。而黄连温胆汤正是在此方基础上加黄连而成。主要功效可归纳为：清热祛湿，化痰和胃，解郁除烦。主治七情所伤，气机紊乱，痰热上扰，虚烦不眠，惊悸不安，心烦口苦，舌苔黄腻诸症。汪昂《医方集解·和解之剂》曰："此足少阳、阳明药也。橘、半、生姜之辛温，以之导痰止呕，即以之温胆；枳实破滞；茯苓渗湿；甘草和中；竹茹开胃土之郁，清肺金之燥，凉肺金即所以平肝木也。如是则不寒不燥而胆常温矣。"张老临床多用于神经官能症、急慢性胃炎、消化性溃疡、更年期综合征、失眠、冠心病、高血压等。

1.胃胀

常某，男，64岁。

初诊：2016年4月25日以"胃胀1个月"为主诉就诊。患者自诉13年前患胃底部出血，后治愈。之后间断服用奥美拉唑、西咪替丁等药物。4个月前患带状疱疹，服治疗药物后引起胃胀，自服西药及中成药，乏效。现症见：食后胃胀，胃部灼热感，无胃痛，偶有泛酸，嗳气，口干口苦，寐差多梦，每晚入睡时间4个小时，大便日行1~2次，不成形。舌暗红，苔薄黄腻，脉沉滞。2016年3月3日于商丘市第一人民医院行胃镜检查：糜烂性胃窦炎。

证属胆胃失和。治以和胃清胆，行气消胀。方用黄连温胆汤加减。处方：清半夏10g，陈皮10g，茯苓10g，炒枳实10g，竹茹30g，黄连6g，厚朴花6g，代代花6g，玫瑰花6g，生甘草3g。7剂，水煎服。

二诊：服上方后，胃胀缓解，睡眠较前好转，每晚入睡时间5~6小时，偶有嗳气，大便日行3~4次，原方加青皮10g，继服10剂，告愈。

【按语】黄元御《四圣心源》曰："木生于水，长于土，土气冲和，则肝随脾升，胆随胃降。"胃以降为顺，以通为和，喜润恶燥；胆为中清之腑，以降为顺，以通为和，喜和而恶郁。胃纳谷，谷之化赖胆，而胆汁须借胃气通降之力而下行，以助消化。脾胃为气机升降出入之枢，胆气的疏泄宣发，也有利于脾胃升清降浊。《素问·气厥论篇》云"胃移热于胆"，《灵枢·四时气》曰"邪在胆，逆在胃"，可见胆胃相互影响。脾湿生痰，胃燥生热，痰热相结，移热于胆，则胆胃同病，胆气郁胃气逆，则胆胃失和，疏泄紊乱，症见：胃胀不舒，泛酸嗳气，口干口苦，痰热合邪，扰动心神，出现寐差多梦等。故辨证选用黄连温胆汤，方中二陈汤燥湿化痰，理气和胃，功在治痰；枳实、竹茹、黄连清胆胃之热，降胆胃之逆，功在清热。诸药相合，清热化痰，调和胆胃。厚朴花、代代花、玫瑰花三药合用，为张老遵施今墨之法，对于气机郁滞、脾胃不和或胆胃不和、胸胁胀痛、胃脘胀满所常用的经验对药，以增强理气化瘀之力。全方辨证准确，用药精当，终获良效。

2.狂证

李某，男，58岁。

初诊：2016年8月31日以"眠浅易醒2年余"为主诉就诊。2年前无明显诱因出现眠浅易醒，后出现夜间多噩梦，打人毁物。曾至驻马店精神病医院按癫痫治疗，效不佳，后按睡眠障碍，给予氯硝西泮治疗，症状有所减轻。现症见：眠浅易醒，脾气急躁，易烦易怒，口干口苦，口臭，喜冷饮，小便频，色黄，大便初起偏干，1~2日一行。舌红，苔薄黄，边见瘀斑，脉弦数。有慢性乙肝病史20余年，现已治愈。

证属痰火扰心。治以清化痰热，安神和中。方用黄连温胆汤加减。处方：清半夏10g，陈皮10g，茯苓10g，炒枳实12g，竹茹30g，黄连6g，栀子10g，淡豆豉30g，胆南星6g，大黄3g，青礞石15g，黄芩10g，生甘草3g。10剂，水煎服。

二诊：服上方后，心烦、急躁情绪有所缓解，睡眠较前好转，晨起咯黄黏痰，原方去栀子、淡豆豉，加白芥子10g，继服15剂，诸症缓解。

【按语】《素问·至真要大论》云"诸躁狂越，皆属于火"，痰火上扰清窍，可见性情急躁，易烦易怒，眠浅多梦；蒙蔽心神，神机逆乱，可见打人毁物；热盛于内，可见口干口苦，渴喜冷饮，便秘尿赤。舌红苔黄，脉弦数，皆属痰火壅盛。故方用黄连温胆汤，清热行气化痰，杜生痰之源；合用栀子豉汤，清热除烦，增安神之力；取礞石滚痰丸之意，降火逐痰，礞石一味，治顽痰内壅之证，通利痰积，世有"治惊利痰之圣药"之说。二诊加用白芥子，善豁顽痰，"祛痰有豁墙倒壁之功"，诸药合力，相得益彰，使痰火消而诸症得缓。

3.慢性心衰

陈某，女，74岁。

初诊：2016年11月2日以"慢性心衰2月余"为主诉就诊。诉2月前出现夜间腹泻十余次，之后全身乏力，大汗淋漓，后又出现尿路感染，输液十日之后开始出现早搏，心动过速，心率100次/分，于洛阳市中心医院住院治疗，诊断为慢性心衰。静脉输注欣康、丹红注射液，服用单硝酸异山梨酯片、曲美他嗪片、螺内酯片等治疗，效差。现症见：全身乏力，肩背部及双下肢疼痛，胃中嘈杂，口苦、心慌、胸闷，心情烦躁，纳差，眠差，小便调，大便偏干，2~3日一行。舌红，苔黄厚腻，脉沉有力。

证属痰火扰心。治先去其痰火，方用黄连温胆汤加减。处方：清半夏10g，陈皮10g，茯苓10g，炒枳实10g，竹茹30g，黄连6g，栀子10g，淡豆豉30g，陈皮10g，生甘草6g。10剂，水煎服。

二诊：服上方10剂，效平。现症见：全身乏力，双下肢酸困，胃中嘈杂，口苦，胸闷，心烦，纳少、眠差，大便偏干，1~2日一行，舌暗红，苔黄腻，脉沉滞。处方：清半夏10g，茯苓10g，炒枳实10g，陈皮10g，生白芍15g，竹茹30g，黄连6g，小麦30g，炒枣仁15g，石菖蒲10g，决明子30g，泽泻10g，生甘草3g。10剂，水煎服。

三诊：服上方后，乏力、心慌明显减轻，发作次数减少，胃中嘈杂、胸闷心烦明显缓解，口苦大减。现症见：头晕时作，劳累或遇事不顺时易烦躁，喜叹息，身困，双下肢乏力，困重，活动加重，入睡难，多梦，纳可，小便调，大便1~2日一行，舌暗，苔黄厚，脉沉滞。处方：杏仁10g，白蔻仁（后下）10g，生薏仁30g，厚朴10g，清半夏10g，竹叶10g，滑石（包煎）30g，通草3g，决明子20g，桑叶30g，夏枯草30g，生甘草3g。15剂，水煎服。

四诊：服上方效佳。无心慌、胸闷、心烦、胃中嘈杂等症状，双下肢困重明显缓解。现症见：入睡难，盗汗，纳可，大便1~2日一行，舌红苔白厚，脉沉滞。处方：连翘10g，莲子心3g，麦冬30g，竹叶10g，玄参30g，大黄（后下）6g，桃仁10g，生甘草3g。15剂，水煎服。后告诸症平稳，未再就诊。

【按语】心衰最早的文字记载来源于《医参》："心主脉，爪甲不华，则心衰矣。"其核心病机是心体受损，脏真受伤，心脉气力衰竭，无力运血行气。心气虚作为心衰患者的根本病机，贯穿于心衰过程的始终。但同时心衰又是虚实夹杂之证，痰、瘀等实邪出现在病情发展的不同阶段，对虚实辨证的把握，以及用方的侧重，直接关系到治疗的成败。张老紧紧抓住患者心烦急躁、胃中嘈杂、舌红苔黄腻、脉沉有力等症状，辨为痰火扰心之证，治疗第一步，选用黄连温胆汤合栀子豉汤，先去其痰火。二诊效平，诸症仍在，非辨证用方失治，乃患者年事已高，且慢性病药虽对证，收效需时日，故守方黄连温胆汤，略作加减。三诊效佳，痰热已清，湿浊之邪仍在，仍以驱邪为主，选用三仁汤清热利湿，辅以养阴之药。四诊诸症缓解，针对主诉"入睡难"选用清宫汤，滋阴凉血，清心。纵观整个治疗过程，并未按常法投以补气养血之剂，而是紧扣心衰证属不同阶段，其调畅气机、清化痰热的治法看似驱邪，实为扶正，充分体现了虚实补泻的辨证特点。

张老临床，提出"效也更方"与"不效也不更方"的观点。张老认为，疾病是动态的、证候也是动态的，因此，治疗过程中，当病机发生变化时，前方治疗即使有效，也要更方，要方随机变；另一方面，疾病是动态的，药物发挥作用是动态、渐进性的，由量变到质变，尤其是慢性病，药虽对证，收效也有个过程，初服"无效"，只要把握方证准确，可不必更方，继续服用，定会取效。做到这点，医者需要有深厚的基本功，还要有"慧眼""慧心"，有胆有识，方可进退有度，取舍有法。本案的治疗过程，是对张老这一观点的充分体现。

（十三）逍遥散

逍遥散源于《太平惠民和剂局方·卷九·治妇人诸疾》，方中柴胡为君药，疏肝理气，升阳散热，合芍药以平肝，而使木得条达；白芍养血柔肝敛阴，和当归同用补肝体而助肝用，使血和则肝和，血柔则肝柔，共为臣药。白术、茯苓、甘草健脾益气，共为佐药。薄荷升散，可透达肝经郁热，理血消风；煨姜暖胃祛痰，调中解郁。全方可疏肝解郁，健脾和营，养血调经。诸药合用，使肝郁得舒、血虚得养、脾弱得复、气血兼顾。本方肝脾同调，以疏肝为主；气血兼顾，以理气为重。明代赵献可在《医贯·郁病论》中提出："治其木郁，诸郁皆因而愈。"用"治妇人诸疾"，"治血虚劳倦，五心烦热，肢体疼痛，头目昏重，心忪颊赤，口燥咽干，发热盗汗，减食嗜卧；及血热相搏，月水不调，脐腹胀痛，寒热如疟。又疗室女血弱阴虚，营卫不和，痰嗽潮热，肌体羸瘦，渐成骨蒸。"虽治诸症，总体病机为肝郁气滞，脾虚血弱。丹栀逍遥散最早源自《太平惠民和剂局方》的逍遥散，为《古今图书集成医部全录》引《医统》方。在原方基础上加丹皮、栀子二药组成，可增强疏肝清热的作用，具有疏肝解郁，和血调经之功效，应用于肝郁脾虚，化火生热之证。张老临床多用于治疗妇科疾病及消化系统、神经系统疾病，常获佳效。

1.胃痛

杨某，女，30岁。

初诊：2016年4月25日以"胃脘部胀痛7月余"为主诉就诊。自诉去年9月份，妊娠后出现胃脘部不适，后流产一次，不适感仍在，于当地县医院诊断为"糜烂性胃炎""反流性食管炎"，服中成药及西药治疗，效欠佳。现症见：食后胃脘部胀痛，嗳气，泛酸，咽部异物感，咽干咽痒，纳差，眠可，小便调，大便日一次，食凉及油腻食物后易腹痛，月经周期正常，行经7天左右，经量减少，有血块，经前乳房胀痛。平素情绪差，急躁易怒。舌质红，苔黄腻，脉沉细。婚后生一子，两岁。慢性咽炎病史。

证属肝郁化火犯胃。治以疏肝清热，和胃止痛。方用丹栀逍遥散加减。处方：柴胡10g，生白芍10g，当归10g，茯苓10g，薄荷（后下）3g，炒白术6g，丹皮10g，焦栀子10g，制香附10g，生甘草3g。20剂，水煎服。

二诊：服上方后，胃脘部胀痛明显缓解，经前乳房胀痛减轻，原方继服15剂，告愈。

【按语】患者西医诊断为"糜烂性胃炎""反流性食管炎"，治疗上需详加辨证，不能囿于西医诊断，单纯"消炎"。叶天士《临证指南医案·胃脘痛》载："肝为起病之源，胃为传病之所。"肝喜条达，恶抑郁，患者平素情绪差，急躁易怒，气郁伤肝，郁而化火，肝火失于疏泄，气机阻滞，横逆犯胃，胃失和降，故发生胃脘部胀痛，嗳气，正如《沈氏尊生书·胃痛》所说："胃痛，邪干胃脘病也……唯肝气相乘为尤甚，以木性暴且正克也。"女子以肝为先天，乳房乃足厥阴肝经所经之处，肝郁气滞，气血凝结乳络，而致乳房胀痛；患者妊娠期发病，后又流产，气血亏虚，故经量减少。张老选用丹栀逍遥散，疏肝清热，健脾养血，和胃止痛。制香附一味，是张老的经验用药，每于逍遥散中加用此药，以增强疏肝理气之力。对于薄荷一味的用量，张老也有独到认识，强调量切不可大，常规用量3g，以更好发挥透达肝经郁热的作用。

2.便秘

管某，女，28岁。

初诊：2016年2月26日以"便秘10年"为主诉就诊。患者10年前与家人生气，大怒后出现腹胀，肠鸣矢气，大便不爽，渐发展为排便困难，屡服泻下剂或外用开塞露方能排便，停药即便秘。自小手足冰凉，夏天稍缓解。现症见：大便需服药才能排出，手足及双膝以下如泡冷水中，时常咽痛，易发口腔溃疡，胃脘胀满，纳可，月经周期可，行经6~7天，痛经，经量可，经前乳房胀痛，舌尖红、苔薄白，脉弦。

证属肝郁气滞，化火伤阴。治以疏肝清热理气，养血润燥通便。方用丹栀逍遥散加减。处方：柴胡10g，生白芍15g，当归10g，茯苓10g，薄荷（后下）3g，丹皮10g，栀子10g，制香附10g，槐角30g，大黄（后下）6g，生地15g，玄参15g，生甘草3g。15剂，水煎服。

二诊：大便无须服药，可自行排出，2~3日一行，胃脘胀满较前有所缓解，原方加枳壳10g，桔梗12g，继服15剂，告知排便1~2日一行，未再就诊。

【按语】《素问·玉机真脏论篇》云，脾"不及则令人九窍不通"。中焦脾胃功能依赖于肝主疏泄，调畅全身气机，若肝气郁结，则腑气不通，气滞不行。患者因大怒起病，情志不遂，肝失疏泄，则脏腑气机不畅，津液失布，肠道燥涩，犹之无水行舟之机制，证属气秘；肝郁阳气不达四末，症见手足冰凉；咽痛、频发口疮，则为气郁化火伤阴之征象，结合痛经，经前乳胀，选用丹栀逍遥散，疏肝理气，养血清热，润燥通便。因便秘，故去原方健脾燥湿之白术。槐角一味，凉血通便，同时取增液汤之意，用生地、玄参配伍大黄，以增水行舟。二诊加用枳壳、桔梗，增强行气效力。统观全方，辨证准确，用药精当，10年顽疾，终获良效。

3.月经量少

郑某，女，28岁。

初诊：2016年6月27日以"月经量少1月半"为主诉就诊。患者既往月经不规律，1~2个月一行，量较少，色暗，4日净。曾服调经颗粒，乏效。一个半月前，胸闷，咯痰不出，胸片检查，虽未见明显异常，但内心焦虑，后经期至，量极少，点滴即净，经前乳房胀痛，小腹轻度坠痛。现症见：手足凉，性急易怒，口干口苦，眠差多梦，二便调，舌红，苔白厚，脉沉滞。曾被诊断为焦虑症。

　　证属肝郁血少，治以疏肝健脾养血。方用丹栀逍遥散加减。处方：柴胡10g，生白芍15g，当归10g，炒白术6g，茯苓10g，薄荷（后下）3g，制香附10g，丹皮10g，栀子10g，桃仁10g，红花6g，麦冬15g，玄参30g，生甘草6g。15剂，水煎服。

　　二诊：上方服完14剂，月经至，经量较上次有所增多，心烦眠差，原方改生白芍为10g，加竹叶10g，继服15剂，水煎服。

　　三诊：经量较前可，经前乳胀及腹痛不作，原方去桃仁、红花，继服20剂，后告知月经基本正常。

　　【按语】足厥阴肝经绕阴器，循少腹，为肝经循行之处，女子以肝为先天，以血为用，肝主藏血，阴血不足则肝失所养，加之患者素日焦虑，急躁易怒，肝失疏泄则气血运行不畅，故见月经量少，经前乳胀，小腹坠痛；手足凉一症，临床需细加辨识，阳虚可致，阳郁亦可致，此案乃阳气不达四末；肝郁化火则见口干口苦，眠差多梦，舌红苔厚。张老临床治疗月经病，常将"经前乳胀"作为辨证要点。选用丹栀逍遥散，疏肝养血兼以清热。方中柴胡疏肝解郁，当归养血和血，白芍养血敛阴，柔肝缓急，白术、茯苓、甘草益气健脾，薄荷疏散郁遏之气，丹皮清血中伏火，栀子内清肝热。同时加用活血、养阴之品，气血兼顾，标本兼施，收效显著。

第四章

方药心悟

一、用药法度

（一）大毒治病，十去其六

药物为治病而设，然而其有两面性，既有治病之功效，亦有致病之副作用。临床用药一定要做到合理使用，正确配伍，不偏不倚，药到病除，中病即止，即用药之"毒"之义。

中药的毒性，是中药治疗疾病有效成分的重要组成部分之一。"毒药"一词，古今有不同的含义。景岳云："药以治病，因毒为能，所谓毒者，因气味之偏也。盖气味之正者，谷食之属是也，所以养人之正气。气味之偏者，药饵之属是也，所以去人之邪气。其为故也，正以人之为病，病在阴阳偏胜耳……大凡可辟邪安正者，均可称为毒药，故曰毒药攻邪也。"阐释了广义的"毒"即是药，就是药物的偏性，泛指一切药物。毒性作为药物性能之一，是一种偏性，以偏治偏也就是药物治病的基本原理。狭义的"毒"是指药物对人体产生的不良影响及损害，就是药物的毒性和副作用，为中药的不良反应。并不是所有的药物都有毒性，有毒性的药物专门指那些药性强烈，对人体有毒性或副作用，安全剂量小，用之不当，或药量稍有超过常量，即可对人体产生危害，甚至致人死亡者。隋代巢元方在《诸病源候论》中提到："凡药物云有毒及大毒者，皆能变乱，与人为害，亦能杀人。"张景岳《类经·脉象类》指出："毒药，谓药之峻利者。"历代本草书籍在具体的药物的性味项下，标明有毒无毒或"小毒""大毒""剧毒"等，就是指这些药物所具有大小不等的毒性。

《神农本草经》对中药的毒性就有论述。按药物的毒性和疗效分为上中下三品：即上品，能补养，"无毒"，可以长服、久服；中品，能治病补虚，无毒或有小毒，斟酌使用；下品，专治大病，多为有毒，不可多服，不能久服。《素问·五常政大论》云："大毒治病，十去其六，常毒治病，十去其七，小毒治病，十去其八，无毒治病，十去其九。谷肉果菜，食养尽之，无使过之，伤其正也。"这是根据药物毒性的大小，把药物分为"大毒""常毒""小毒""无毒"，同时又说要针对病体虚实、疾病深浅来适当选择药物和确定剂量。有毒副作用的药物在治病时，收到相当效果后，就要停用，毒性越大的药物越不能久服，即是所谓的"衰其大半而止"。从另一个侧面说明了治疗疾病时需要从疾病本身出发，使用合适的药物进行治疗，这样才能"无殒"。这些中医药的理论，至今仍为中医辨证施治、指导使用中药治疗疾病的重要法则。

在临床实践中，张老对于有毒药物临床应用较少，但必有用时，仍遵循"大毒治病十去其六"的原则。

（二）有故无殒，亦无殒也

"有故无殒，亦无殒也"语出《素问·六元正纪大论》："黄帝问曰：妇人重身，毒之何如？岐伯曰：有故无殒，亦无殒也。帝曰：愿闻其故何谓也？岐伯曰：大积大聚，其可犯也，衰其大半而止，过者死。帝曰：善。"原文中"故"意为"疾病"或"疾病的原因"，"无殒"是指"没有损伤"。此段经文大意为有病邪存在，虽使用峻烈药物，只要掌握衰其大半而止的原则，是不会伤害母体及胎儿的。张景岳注曰："重身，孕妇也。毒之，谓峻利药也。故如下文大积大聚之故，有是故而用是药；所谓有病则病受之，故孕妇可以无殒，而胎气亦无殒也。殒，伤也。"我们应用药物时，就应当先对疾病进行准确的辨证，再通过辨证选用恰当的药物进行治疗，即使治疗时所使用的药物是妊娠的禁忌药物。但是由于使用的这些禁忌药物的峻猛之性是作用于母体本身，也就是祛除母体的邪气的，所以对胎儿是无害的。不能仅仅考虑药物本身的特性，更要与机体性质相互结合起来，当机体有邪气时，药物作用于病邪，表现出的是治疗作用；而当药物作用于正常机体时，毒性就会作用于机体本身。在临床对疾病进行治疗时，不能直接从药物本身的特性去进行疾病的治疗，从而割裂药物和临床辨证之间的关系。

医圣张仲景对此应用堪称典范。在《金匮要略》治疗妊娠疾病的众多方剂中，多含有妊娠禁忌药，其中包括干姜人参半夏丸、桂枝茯苓丸、当归芍药散、白术散等，如治疗妊娠素有癥病漏下不止者，以小剂量桂枝茯苓丸破瘀消癥，使祛瘀而不伤正，化癥而不伤胎，瘀消血止，胎元自安。妊娠妇女因为有（大积大聚等）危重疾病，所以用大寒大热或峻猛的药物攻邪对孕妇及胎儿均没有损害，但要中病即止，待邪祛大半时停止用药，切勿过量用药而损伤了孕妇及胎儿。

二、用药原则

（一）首选药食两用

在中医辨证治疗过程中，应根据患者的实际情况进行合理用药，不同的人，不同的病，不同的发病时间，往往用药不同。

作为我国第一本主流本草学专著，《神农本草经》就记录了较多的药食两用药物，如大枣、枸杞子、桑葚、薏苡仁、生姜、杏仁、乌梅、核桃、莲子、蜂蜜、百合等在民间即是常见的食物，这些物品在书中主要强调了其补益的作用，可以久服、多服。"药食同源"是我国劳动人民在食物和药物发现中总结的智慧结晶，体现了食物在保健和治疗方面的功能。在临床用药中，张老首选药食两用之品，比如甘麦大枣汤治疗妇人脏躁，山药用于治疗脾虚便溏者，枸杞、桑葚用于肝肾亏虚等。

（二）次选无毒之品

有毒无毒是中药药性理论的重要组成部分，对中药有毒无毒的认识，可以追溯到远古时代"神农尝百草……一日而遇七十毒"。《神农本草经》在序录中论述了毒药的配伍、炮制及使用方法，在正文中又将所记载的365种药物按有毒无毒分为上中下三品，说明先祖对药物的有毒无毒已有了初步的了解。随着社会的发展，用药品种的扩大和中医药的进一步发展，药物的有毒无毒理论同四气五味归经一样，已成为指导临床用药的基本原则。

通常药理学意义的毒药是指治疗量与中毒量比较接近或相当，超过中毒量即可引起不良反应甚至死亡的药物。狭义上讲，有毒中药的意义亦在于此。但是中医对有毒无毒的认识更加广泛。中医对"毒"的含义可从三个方面认识。

第一，毒与药相通。上古时期，毒与药的涵义相通，常将"毒药"作为药的统称。神农"尝百草之滋味，水泉之甘苦，令民知所避就"。神农尝百草是为了寻找食物，无毒者为"食"，有毒者为"药"。此亦为药食同源之说。药多有毒害，区别于食，故谓之药。因此可以总结为"药"即"毒"。

第二，"毒"乃"药"之偏性。张介宾《类经》中指出："药以治病，以毒为能。所谓毒者，因气味之偏也。……气味之偏，药饵之属是也，所以祛人之邪气。"即是说，毒是指药物所具有的偏性，是药物所以能"补偏救弊"，治疗疾病的物质基础。这种"毒"与上古毒药通称之毒有相同的一面，亦有相区别的一面。不同之处在于，上古认为，药物多毒，但较笼统，一般不作大、中、小毒之分。而后一种对毒的认识是指药物所具有的偏性，不一定兼具毒副作用。《神农本草经》载药365种，按其特性分为上、中、下三品，云："上药一百二十种为君，主养命以应天，无毒，……中药一百二十种为臣，主养性以应人，无毒有毒，……下药一百二十五种为佐使，主治病以应地，多毒，不可久服。"可知《本经》中药性有毒、无毒并非专指毒害之有无，而主要是指药性之强弱、缓烈之别，性峻烈之品多被视为毒药。可见其所谓大毒、常毒、小毒、无毒，是用以描述药性辛烈、和缓之别的。

第三，"毒"为药之害。随着医疗实践的发展和进步，毒药概念逐渐由广义转向狭义，毒药专指使用不当会产生副反应甚或致人死亡的药物。

我们应当辩证地认识中药的有毒无毒。首先应认识到有毒无毒是药物的性效对比而言，是表示不同药物在常量应用时性能的峻缓及对人体毒害的大小。但是仅仅有这样的认识还不够，因为药物的有毒无毒与用量及使用方法有关，有些认为无毒的药物因用量和不合理的使用可毒害人体。甘草无毒，《本经》列为上品，若大量久服，可使患者脘腹痞满或水肿。反之，有些有毒或大毒的药物只要适量合理应用则能化毒为利。如乌头有大毒，但正常量使用，不但不能毒害人体，可收散寒止痛之功。其次，性能相异的毒药，对人体的毒害程度有差别。古本草及现代的药典常用"大毒""有毒""有小毒"等词。

在众多类似功效的中药中，张老在临床实践中，仍是以无毒之药作为首选。

（三）选廉价之品

人参是补气佳品，除非用于危重症的抢救，否则党参完全可以取代人参。一般来说，即使是人工栽培的人参，其价格也是党参的4倍。对于容易出汗、语声低微的肺脾气虚者来说，可用党参15克泡水代茶饮。

鹿茸是补肾壮阳的良药，适合阳虚者服用，但它的功效并非无可替代。临床上常用肉苁蓉、韭菜子、仙茅、巴戟天等相对便宜的药来代替鹿茸。如阳虚体质的老人，冬季养生多用鹿茸，其实也可用肉苁蓉羊肉粥来代替，做法很简单：取肉苁蓉30克，精羊肉、粳米各100克，精盐少许，葱白、姜末各适量。将肉苁蓉放入砂锅内，加水适量煎煮至沸，去渣取汁，用此汁液与粳米、切碎的羊肉共煮至熟，加入精盐、葱白、姜末，稍煮一两沸即可食用。

例如，还可以用浙贝、前胡、紫菀代替川贝，用石决明、钩藤代替羚羊角，用红花、益母草代替藏红花，用桃仁、红花、赤芍代替三七。

（四）选药源丰富之品

在祖国广阔的大地上，分布着种类繁多、产量丰富的药材资源，可谓是一个天然药库。仅药典记载已达五千种以上，被用作防病治病的主要武器，对保障人类健康和民族繁衍起着重要作用。

中药的来源除部分人工制品外，绝大部分都是来自天然的动物、植物、矿物。资源丰富的有陈皮、薄荷、茯苓、柴胡等。临床实践中，张老师在辨证论治的基础上，选药多选资源丰富的中药。

三、用药如兵

临床辨证用药，如同临阵打仗调兵遣将，有需要轻取的，有需要重攻的；有需要集团军作战的，有需要单兵种进攻的；有需要急取的，有需要缓图的；有需要王道之师的，有需要霸道之将的。目的是一致的，要战胜敌人，即治愈疾病。

（一）首先要知己知彼

医生临病与军人临战一样，在不明敌情时要周密侦察，即通过望闻问切四诊，仔细收集资料，结合发病时间、患者体质，进行辨证分析，慎重判断，知道邪之盛衰、病变部位、寒热多少、正气强弱；还需要知道所用武器，即药物之性味、归经、特性、特长，以及配伍适宜，做到"知彼知己"，心中了然。例如就清热药而言，有清气分热的，有清热凉血的；有清热燥湿的，有清热养阴的；有清实热的，有清虚热的；有清上焦热的，有利下焦热的；有偏清脏热的，有偏泄腑热的。除了辨证准确，一定要知道药性。

（二）其次要调兵遣将

辨证已毕，目标一定，就要调兵遣将。古代的医家看到，"药性刚烈，犹若御兵，兵之猛暴，岂容妄发！"（《千金要方·食治》）这是从"兵"与"药"

的特性上说明二者都具有"刚烈"的共同特点，因此用药要慎之又慎。古人还从用药之法"贵乎明变"着眼，看到灵活多变的共同点。徐春甫《古今医统》指出："治病犹对垒。攻守奇正，量敌而应者，将之良；针灸用药因病而施治者，医之良也。"这是医家以用兵来比喻用药。例如，对于急危重症，用药宜足量重剂，犹如使用飞机大炮，猛烈攻击；对慢性虚损性疾病，用药宜轻量缓剂，犹如小米加步枪，缓缓图之；《白豪子兵》指出："良将用兵，若良医疗病，病万变药亦万变。"

（三）最后要不战而胜

对于疾病，医家主张"圣人不治已病治未病"，"良医者，常治无病之病，故无病"，只有那些能预防或减少疾病发生的医生，才能称得上是良医。"是故兵之设也以除暴，不得已而后兴；药之设也以攻疾，亦不得已而后用，其道同也。"（《医学源流论》）应该树立治未病的思想，防患于未然。既病之后，少用药，开小方，治大病；尽量使用无毒性或毒性小的药物，不能不治病而致病。尽量使用"王道之师"，平淡之中见奇功。

把兵学原理运用到医学之中，特别是中医学之中，无论在理论上还是实践上都可以启发人们的思考，开阔人们的视野，指导养身治病，意义深远。

四、药物的量效关系

古今名医，在精通药性、药物归经、四气五味的同时，没有不在药量上细加摸索的。中药对于疾病的治疗效果怎样，除取决于诊断是否正确、选方是否对证、用药是否合理外，与剂量不无关系。故医学大家岳美中曾感慨道："中医不传之秘在于量。"同一种药物，有时用量不同，主治功用就不一样，临床效果就会差别很大，有时甚至会产生相反的效果。所以深入挖掘药物的剂量和效用之间的关系，是充分发挥中药功效，提高临床疗效至关重要的环节。

（1）麻黄：麻黄以其轻扬之味，而兼辛温之性，善达肌表，走经络，能表散风邪，祛除寒毒，用量宜重。若为风寒外感，用10~15g，常用的有麻黄汤、小青龙汤等；若为风寒湿痹，用15~30g，如桂枝芍药知母汤、乌附麻辛桂姜草汤，用量轻则效果不佳。若寒邪深入少阴、厥阴，隐匿于筋骨之间，非用麻黄、官桂不能逐者，用量宜轻，3~5g即可，如阳和汤。老年男性患者，麻黄用量大，有致癃闭之嫌，但此副作用，可用来治疗儿童遗尿病，多配伍益智仁、芡实、金樱子、莲须等补肾之品。

（2）柴胡：柴胡用量不同，临床功效差别很大。《药品化义》："柴胡性轻清，主升散，味微苦，主疏泄，若用二三钱，能祛散肌表……若少用三四分，能升提下陷。"若用于解表退热，用量宜大，15~30g，如柴葛解肌汤、柴胡达原饮、小柴胡汤，用量过轻达不到退热效果；若用于疏肝解郁，量宜中等，10~15g，如逍遥散、柴胡疏肝散、龙胆泻肝汤，如果用量过大，则使肝气疏泄太过，作用会适得其反，还会损伤阳气和肝阴；用于升举阳气，少量即可，一般不超过6g，如补中益气汤、升陷汤，若用量过大，会减弱参芪等的益气功能，直接影响益气升阳之效果。

（3）升麻：《辨证录》曰"盖升麻少用则气升，多用则血升也"。升麻少量可以升举阳气，透表发疹，若用于治疗久泻脱肛、子宫下垂、崩漏下血等气虚下陷证及疹出不畅的风疹、麻疹等病，用量宜小，3~6g，如补中益气汤、举元煎、升陷汤、升麻葛根汤；重量可以深入血分，而达凉血解毒的功效，如治疗痈肿疮毒，热毒血痢等热毒炽盛之证，用量宜重，可以用15g以上，如升麻鳖甲汤、麻黄升麻汤；若用治疗一般的阳明胃肠郁热证，用量宜适中，10~12g，如清胃散、普济消毒饮。

（4）羌活：《本草汇言》曰"羌活功能条达肢体，通畅血脉，攻彻邪气，发散风寒风湿。故疡证以之能排脓托毒，发溃生肌；目证以之治羞明隐涩，肿痛难开；风证以之治痿、痉，癫痫，麻痹厥逆。盖其体轻而不重，气清而不浊，味辛而能散，性行而不止，故上行于头，下行于足，遍达肢体，以清气分之邪也"。故若用于风寒外感，用10~15g，如九味羌活汤；若用于风湿痹证、痿证，用量宜加重，用15~30g，如除风湿羌活汤、羌活胜湿汤；若用于疡证以排脓托毒，发溃生肌，或用于脾虚湿陷证以升发脾胃清阳之气，用量宜轻，仅以为向导而任佐使之药，用3~6g，如升阳益胃汤、羌活透肌汤。

（5）黄芪：黄芪具有"量小则壅，量大则通"的特点，若补虚益损，用量一般为 10~20g，如归脾汤、圣愈汤、十全大补汤等；若固表止汗，治疗汗证，黄芪的用量为30g，如气虚自汗的玉屏风散、阴虚盗汗的当归六黄汤和防己黄芪汤；若升阳举陷，固气摄脱，治疗中气下陷、崩漏脱肛、脏器下垂，黄芪用量为

30~40g；若利水消肿，治疗腹水、下肢水肿，黄芪用量为40~60g，如补中益气汤治脾胃气虚、脱肛、子宫下垂、久泻久痢等气虚下陷诸症，举元煎主治气虚下陷、血崩血脱、亡阳垂危等证；若行滞通痹，治疗中风偏枯，手足不遂，黄芪用量一般从 30~60g开始，逐渐加大，如补阳还五汤；黄芪同时还有对血压双重调节作用，若用于低血压，黄芪用量不超过15g，若用于高血压，黄芪用量在15g以上。

（6）红花：《药品化义》："红花，善通利经脉，为血中气药，能泻而又能补，各有妙义。若多用三四钱，则过于辛温，使血走散，同苏木逐瘀血，合肉桂通经闭，佐归、芍治遍身或胸腹血气刺痛，此其行导而活血也。若少用七八分，以疏肝气，以助血海，大补血虚，此其调畅而和血也；若止用二三分，入心以配心血，解散心经邪火，令血调和，此其滋养而生血也；分量多寡之义，岂浅鲜哉。"红花具有"量小则和血，量大则破血"的特点。故若用于月经不调、经脉痹阻等证，用量宜小，用6~9g，如桃红四物汤、血府逐瘀汤；若用于跌打损伤、瘀肿疼痛、症瘕积聚之证，用量宜大，用10~15g，如复原活血汤、八厘散、解毒活血汤。

五、常用药对

临床上有时需要按照病情的需要和药物的不同特点，有选择地将两种以上的药物合在一起应用，这就形成了药物的配伍。"药有个性之特长，方有合群之妙用"， 方剂临床疗效的发挥，很大程度上取决于中药的配伍，而药对证是方剂配伍的核心所在，它是临床上常用且相对固定的中药配伍形式，也是方剂最小的组方单，是历代医家积累临床用药经验的升华。尤其是方剂中的核心药对，它决定了方剂的主要功效，其组成是不可随意分割和取舍的，改变核心药对的组成，原方的主要作用功效也会随之改变 。因此熟悉常用药物的配对效用，对我们掌握药物的配伍规律，提高临证遣方用药的水平尤为重要。

黄连配伍半夏 黄连苦寒，清胃热而燥湿，以开中焦气分之热结；半夏辛温，燥湿化痰、降逆止呕，以开中焦气分之湿结。二者相伍，辛开苦降，寒热互用，清热与燥湿并举，共奏清热燥湿化痰、宽胸止呕之功效，用于治疗湿热痰浊、郁结不解之胸脘满闷、痰多黄稠；寒热互结、气机失畅之心下痞闷、按之疼痛。

黄连配伍大黄 黄连清热燥湿解毒；大黄泻热通便、凉血解毒。二者皆苦寒之品，相须为用，其清热泻火、凉血解毒之功效更著，用于治疗邪热内结之热痞证；胃肠湿热火毒壅滞之湿热下利、里急后重，或大便不爽；实火上炎之目赤肿痛、口舌生疮、牙龈肿痛及血热妄行之吐衄、发斑等症。

黄连配伍阿胶 黄连苦寒，清心降火除烦，以泻为功；阿胶甘平质润，滋肾养阴补血，以补为用。二者相伍，能使心肾相交、水火互济，共奏滋阴清热、养血安神之功效，用于治疗热邪伤阴、阴虚火旺之心烦不安、失眠多梦、舌红少苔、脉细数等。

黄连配伍干姜 黄连苦寒，清热泻火解毒、降逆止呕、燥湿止痢；干姜辛热，温中散寒开结、回阳通脉。二者伍用，辛开苦降、寒温并施，有泻热痞、除寒积、清郁热、止呃逆之功效，用于治疗寒热互结心下之胃脘痞满、嘈杂泛酸、不思饮食；上热下寒之食入即吐、腹痛下痢等症。

黄连配伍厚朴 黄连清热燥湿；厚朴行气化湿。二者合用，有清热行气除湿之功效，用于治疗泄泻因湿热所致者。

黄连配伍吴茱萸 黄连清热燥湿、泻火解毒、清心除烦、清胃止呕；吴茱萸温中散寒、下气止痛、降逆止呕。二者伍用，辛开苦降，有清肝泻火、和胃降逆止呕之功效，用于治疗肝郁化火、胃失和降引起的胁肋胀痛、嘈杂吞酸、口苦、呕吐等症。

黄连配伍紫苏 黄连苦寒，清热、燥湿、泻心胃之实火；紫苏芳香，理气宽中、化浊辟秽、醒脾止呕、宣通肺胃之气郁。二者合用，寒温相伍，有清热和胃、理肺畅中之功效，以调整胃肠功能为其长，用于治疗恶心呕吐、胃脘痞闷、妊娠恶阻、胎动不安等因气滞、热郁、湿阻所致胃失和降而致者。

柴胡配伍白术 柴胡疏肝解郁，白术益气健脾。二者伍用，疏肝补脾，可治疗肝郁脾虚之胸胁作痛、神疲食少者。

柴胡配伍升麻 二者均能升清阳而举陷，但柴胡主升少阳清气；升麻主升阳明清气。二药常相须为用，其升清举陷之功效更著，用于治疗因气虚下陷而致脱肛、子宫脱垂、胃下垂，以及清阳下陷之泄泻等病症。

柴胡配伍香附 二者均为疏肝补脾之良药，常相须为用，治疗肝郁胁肋胀痛之症。

柴胡配伍枳实 柴胡辛散升阳，疏肝解郁；枳实苦泄沉降，下气消痞、除痰消积。二者合用，共奏疏肝理脾、调畅气机、通阳达郁之功效，用于治疗肝脾失和、气机不调之胸胁胀满、积食难消、腹痛泻下及肝郁而致四肢厥逆者。

麻黄配伍杏仁 二药皆入肺经，都有平喘之效，麻黄性味辛温，偏于宣散，杏仁性味苦温，偏于肃降，两者一宣一降，相互为用，对于咳嗽、气喘，肺寒肺热皆可用之。《本经疏证》云："麻黄汤、大青龙汤、麻黄加术汤、麻黄杏仁薏苡甘草汤、厚朴麻黄汤、文蛤汤，皆麻黄、杏仁并用……则可谓麻黄之于杏仁，犹桂枝之于芍药，水母之于虾也。"

麻黄配伍熟地 麻黄辛温达卫，宣通毛窍，能开腠理，散寒凝，熟地甘温，滋补阴血，填精益髓，两药合用，一补一散，共奏温阳补血，散寒通滞之功。如阳和汤，其中少量麻黄发越阳气，宣通经络，开腠理，散寒凝。

升麻配伍葛根 升麻辛散以发表透疹，寒凉以清热解毒；葛根轻扬发散，既解肌退热，又透发麻疹。二者均为甘辛轻清之品，相须为用，则辛能达表，轻可去实，升散透达，解肌透疹之功效更著，用于治疗麻疹初起，头痛发热；或麻疹透发不畅者。

升麻配伍生地 升麻升阳、发表、清热解毒；生地滋阴养血、凉血止血。二者合用，升麻能引生地入肺胃，以清肺胃之积热，其清热、凉血、止血功效更著，用于治疗肺胃热盛迫血妄行所致之各种血证及胃热上攻之头痛、牙痛等。

枳实配伍枳壳 二者本为同一种植物，前者为幼果，后者为将熟之果。作用相近，但枳实力猛，偏于破气除痞，消积导滞；枳壳力缓，偏于行气开胸，宽中除胀。两者配对，相须协同，增强行气破结之力，通治三焦气机壅实之证。

百合配合生地 百合甘寒，养阴润肺，清心安神；生地清热凉血，养阴生津。二者合用为百合地黄汤，治百合病，阴虚内热，神志恍惚，沉默寡言，如寒无寒，如热无热，时而欲食，时而恶食，口苦，小便赤。

郁金配石菖蒲 郁金辛苦而寒，功能解郁开窍、清心凉血；石菖蒲辛苦而温，功能开窍醒神、化湿豁痰。两药相合，既化湿豁痰，又清心开窍，治痰火或湿热蒙蔽清窍之神昏、癫狂、癫痫。

白术配伍泽泻 泽泻气味甘寒，生于水中，得水阴之气，而能制水。一茎直上、能从下而上，同气相求，令水饮之气以下行。然犹恐水气下而复上，故用白术之甘温，崇土制水，必筑堤防也。共奏利水除饮、健脾制水之功。

黄柏配伍滑石 二者合用清热利湿，用于湿热引起淋证、腹泻及带下证。

公英配伍白蔹 公英苦寒，清热解毒，消肿散结，利尿通淋；白蔹苦泄，能清湿热而通壅滞，痈肿疔疮，多湿火为病，二者合用可治疗乳痈、瘰疬、肠痈及带下病等。

六、常用药组

药组是临床上常用的、相对固定的几味药物组合而成的，它不是简单的药物堆积，而是在中医药理论的指导下，以中药药性理论为基础，针对某些疾病或症候起特殊治疗作用的药物组合。它是医家个人在长期的医疗用药实践中总结出来的宝贵用药经验。

忍冬藤、丝瓜络、通草 忍冬藤，味甘，性寒，入肺、胃经。功能：清热解毒、疏风通络，主治风湿热痹，关节红肿热痛。丝瓜络，味甘，性凉，归肺、肝、胃经，长于通经活络，且能清热化痰。《本草便读》："丝瓜络，入经络，解邪热。热除则风去，络中津液不致结合而为痰，变成肿毒诸症。"通草，味甘、淡，性微寒，归肺、胃经，能利水通经，通气下乳。此三味药都善于通经络，皆入肺、胃经，肺胃外合皮毛肌肉，故其药用部位相对较浅，未深入筋骨，长于治疗皮肉之间的经络郁滞。故临床上常用于治疗经络气滞，运行不畅而致全身郁胀，似肿非肿的证候。

葛根、木瓜、鸡血藤 葛根，味苦、辛，性凉，入脾、胃经。能升津液，濡筋脉，解肌舒筋，长于缓解外邪郁阻，经气不利，筋脉失养的项背强痛。木瓜，味酸，性温，归肝、脾经。可以益筋和血，缓急止痛，且能祛湿除痹，为湿痹、筋脉拘挛的要药，常用于腰膝关节酸重疼痛。鸡血藤，味苦，性微甘温，入肝、肾经，能行血养血，通经止痛，为治疗经脉不畅，脉络不和的常用药。肝在体为筋，《金匮要略》"肝之病，补用酸，助用焦苦，益用甘味之药而调之"，此三味药，酸、苦、甘、温俱全，且都能益筋和脉，故常联合用于肝经阴血不足，筋脉失养所致的项背强痛，腰肌酸痛，下肢拘挛疼痛。

桑枝、桂枝、片姜黄 桂枝，味辛、甘，性温。入膀胱、心、肺经。具有温经通脉，散寒止痛之效。桑枝，微苦，平，入肝经。善祛风湿而善达四肢经络，通利关节。片姜黄，辛、苦、温，归肝、脾经。能外散风寒湿邪，内行气血，通经止痛。此三味药，桂枝偏于温经散寒，桑枝偏于祛风除湿，姜黄偏于活血止痛，皆能治疗肢体关节疼痛，且长于行肢臂而除痹痛。故常合而用于上肢和肩关节疼痛。

冬瓜仁、生薏苡仁、桃仁　冬瓜仁，味甘，性凉。能清肺化痰，利湿排脓，能够治疗肺热咳嗽、肺痈吐脓等证。生薏苡仁，味甘、淡，性凉。归脾、胃、肺经。能上清肺热而排脓，下利肠胃而渗湿。桃仁，味苦、甘，性平，归心、肝、大肠经。能够活血祛瘀以消痈。三药合用，共具清热利湿、化痰逐瘀之效，适用于各种浊邪为患的病证，尤其适用于痰、湿、热、瘀阻滞之证。如浊邪阻肺，而见咳、喘、胸闷痰多之证；浊邪中阻，而见体胖困倦、舌苔厚腻及有高血压、糖尿病倾向者；浊邪积聚于肝，而见右胁不适或疼痛者；浊邪阻滞下焦，而见小便黄浊不利，小腹不适者。

青皮、陈皮、白芥子　青皮，苦，辛，温，归肝、胆、胃经。辛温升散，苦辛剧烈，沉降下行，偏于疏肝胆气分，兼能消食化滞，消痈散结，多用于肝郁气滞之胸胁胃脘疼痛、疝气、食积、乳肿、乳核、久疟癖块。陈皮，性辛、苦、温，能理气健脾，燥湿化痰，为治痰之要药；白芥子，性辛，温，归肺、胃经。能温肺化痰，利气散结。朱丹溪云："痰在胁下及皮里膜外，非白芥子莫能达。古方控涎丹用白芥子，正此义也。"此三味药，青皮偏于入肝经，陈皮偏于入脾经，白芥子偏于入肺经，性皆辛温，能够辛行温散，化痰散结，常用于各种气滞痰凝为患的病证，如甲状腺结节、乳房肿块、久疟癖块、肋间神经痛等。

胆南星、橘络、白芥子　胆南星，味苦、微辛，性凉。归肺、肝、脾经。能清热化痰，息风定惊。用于痰热咳嗽，咯痰黄稠，中风痰迷，癫狂惊痫。橘络，味甘、苦，性平。能行气通络，化痰止咳。白芥子，性辛，温，归肺、胃经。能温肺化痰，利气散结，通络止痛，且善除"皮里膜外"之痰。三药合用，能化痰止咳，通络止痛，多用于痰滞经络之胸痛、咳嗽、痰多等证。

煅乌贼骨、茜草炭、黑荆芥　乌贼骨，味咸、涩，性温，归肝、肾经。能收敛止血，涩精止带，制酸，敛疮。茜草，味苦，性寒。归肝经。凉血，止血，祛瘀，通经。用于吐血、衄血、崩漏、外伤出血、经闭瘀阻、关节痹痛、跌仆肿痛。荆芥，性辛，味微温，归肺、肝经。炒炭后，性味变为苦涩平，长于止血。此三味药，皆能收敛止血，且皆入肝经，故尤善于治疗月经量多、崩漏下血等妇科血证。其中乌贼骨、茜草，即《素问·腹中论》四乌贼骨一藘茹丸。

谷精草、青葙子、夏枯草　谷精草，味辛、甘，性平。归肝、肺经。能疏散风热，明目，退翳。用于风热目赤，肿痛羞明，眼生翳膜，风热头痛。青葙子，味苦，性微寒，归肝经。能清肝泻火，明目，退翳。用于肝热目赤肿痛；眼生翳膜，肝火眩晕。夏枯草，味苦，辛，性寒。归肝、胆。能清肝明目，散结解毒。主治目亦羞明，目珠疼痛，头痛眩晕，耳鸣，瘰疬，瘿瘤，乳痈，疥腮，痈疖肿毒，急、慢性肝炎，高血压病。此三味药，轻清升浮，皆入肝经，能达头颠，能够清肝泻火，明目退翳，常用于风热或肝热之邪伤于头部的疾患，如头痛、头懵、耳鸣、眼胀、鼻塞、流浊涕等病。

僵蚕、蝉蜕、姜黄　此三味药来源于清代杨栗山《伤寒瘟疫条辨》中的升降散，生僵蚕，辛咸性平，气味俱薄，轻浮而升，善能升清散火，祛风除湿，清热解郁，为阳中之阳。蝉蜕甘咸性寒，升浮宣透，可清热解表，宣毒透达，为阳中之阳。二药皆升而不霸，无助热化燥、逼汗伤阴之弊。姜黄气辛味苦性寒，善能行气活血解郁，气机畅达，以利热邪外达。三药合用，僵蚕、蝉衣，升阳中之清阳，姜黄降阴中之浊阴，一升一降，内外通和，而杂气之流毒顿消，故临床上常用三药治疗外感发热而兼见热毒之证。

僵蚕、乌梅、醋槐花　乌梅性味酸平，有敛肺涩肠，入肝止血，蚀恶肉，化痔消息肉之功。《本经》云："死肌、去青黑痣，蚀恶肉。"《本草逢原》："恶疮胬肉，亦烧灰研敷，恶肉自消，此即本经去死肌恶肉之验。"又曰："治搜血、下血，诸血证。"僵蚕，性味咸、辛，性平，有消风、化痰、散结之功。《本草纲目》认为"散风痰结核、瘰疬"。槐花味苦，性微寒。归肝、大肠经。能凉血止血，清肝泻火，用于便血、痔血、血痢、崩漏、吐血、衄血、肝热目赤、头痛眩晕。《药品化义》："槐花味苦，苦能直下，且味厚而沉，主清肠红下血，痔疮肿痛，脏毒淋沥，此凉血之功能独在大肠也，大肠与肺为表里，能疏皮肤风热，是泄肺金之气也。"三药合用有涩肠止血，化痔消息肉之效，故常用于治疗便血、热毒血痢、胃肠息肉等。

木瓜、槟榔、川牛膝　槟榔，味苦、辛，性温。归胃、大肠经。能杀虫消积，降气，行水，截疟。《药性论》："宣利五脏六腑壅滞，破坚满气，下水肿。"木瓜，味酸，性温，归肝、脾经。舒筋活络，并能化湿。川牛膝，味苦、酸，性平，归肝、肾经。能补肝肾，强筋骨，活血通经，引血（火）下行，利尿通淋。主治腰膝酸痛、下肢痿软、血滞经闭、痛经、水肿。三药性善下行，利湿祛浊，常用于治疗湿浊阻滞经络所引起的水肿、脚气等病症。

半夏、海藻、昆布 半夏化痰散结，海藻化痰软坚散结，昆布除热散结。三者伍用，有化痰软坚散结之功效，用于治疗瘿瘤痰核。

半夏配伍厚朴 二者均有燥湿化痰、降逆消痞之功，但半夏功擅化痰散结降逆消痞；厚朴长于下气除胀散满。二者伍用，共奏燥湿化痰、行气降逆散结之功效，用于治疗痰郁交阻于咽喉而引起的咽中如有异物，吐之不出，咽之不下之梅核气；痰气互结之胸满咳喘、脘腹胀闷、呃逆呕吐等症。

升麻、黄芪、桔梗、柴胡 升麻、柴胡、桔梗三药共同升阳举陷，黄芪益气健脾。四者合用，有益气健脾、升阳举陷之功效，用于治疗中气下陷之气短、倦怠、便溏、乏力、内脏下垂、脱肛等症。

七、用药新知

唯物辩证法指出：人类的认识是有限性和无限性的统一。世界上不存在不可被认识的事物，只有尚未被认知的事物。中药的功效是我国劳动人民在长期与疾病斗争过程总结出来的对药物治疗作用的认识，对中药功效的认识也是一个不断发展的过程。由于社会条件的限制和自身认识的局限性，我们会存在对一些药物的治疗作用认识不充分的问题，这就需要广大中医人在医疗实践中，细心观察，用心总结，这对扩展药物的功效，促进中医药事业的发展很有必要。

（1）桑叶：桑叶用到30g能清热止汗，如《重庆堂随笔》："桑叶，虽治盗汗，而风温暑热服之，肺气清肃，即能汗解。息内风而除头痛，止风行肠胃之泄泻，已肝热妄行之崩漏，胎前诸病，用于肝热者尤为要药。"

（2）连翘：活血通络，消肿散结止痛，用量30g。李东垣曰："连翘散诸经血结气聚，消肿。"张锡纯也在活络效灵丹后曰："痹疼加连翘。"

（3）威灵仙：30g以上威灵仙可通络治失眠，"威灵仙，辛咸气温，其性善走，能宣疏五脏十二经络，凡一切风寒湿热，而见头风顽痹，症瘕积聚，黄疸浮肿，大小肠秘，风湿痰气，腰膝腿脚冷痛等症，得此辛能散邪，温能泄水，苦能破坚，服此性极快利。通经达络，无处不到。诚风药中之善走者也。"（《本草

求真》）

（4）白术：白术生用能益脾阴，润肠通便。常用于脾阴亏虚证及老年人脾虚便秘证，若用于治疗便秘，用量宜大，30~60g。

（5）苏叶：苏叶配黄连有止呕安神的功效。用于湿热证之呕吐、失眠等。

（6）麻黄：麻黄用量大，有致癃闭之嫌，但此副作用，可用来治疗儿童遗尿病。

张　磊

第五章

诊余随笔

一、从中医疗效论发展

我国医学从古至今，一直在发展，而且永远永远地发展。何以如此代代发展经久不衰呢？此无他，是疗效故也。历史只有医而没有中医这个名称。自从西方医学传入我国之后，才有这个称谓。从现实看，我国既有中医又有西医，大大丰富了治疗手段和方法，无疑对广大人民的身体健康是非常有利的，也是我国医疗战线上最大的优势，是其他国家难以比拟的。我们应为此感到骄傲和自豪。

世界上任何事情都不可能完美无缺，医学也是如此。客观地讲，中西医各有所长，亦各有所短，有些病中医疗效好于西医，有些病西医疗效好于中医，这是很正常的，千万不要以己之长衡人之短，更不能借此以诽之。果如此，只能说明他无知，不实事求是。那些民族虚无主义者，硬是睁着眼睛说瞎话，把中医说成一无是处。但有一点，事实就是事实，只要自己是一门科学，不怕人家说长道短。只要是自己的短处，我们应当虚心接受加以改进，若强加于我们的不实之言，应当予以争辩。

社会在前进，科学在发展。作为中医这门科学来说，也应不断总结经验，与时俱进，更好地发展它的独特疗效。只有不断发展才能永葆它的青春活力。疗效是存在的前提，是发展之本，提高之源，繁盛之基。遵照毛泽东同志讲的"中国医药学是一个伟大宝库，应当努力发掘，加以提高"的垂训，奋力前进。

发展中医学术和事业是我们共同关心的事情，应当群策群力，同心同德，在党的中医政策的指引下，大展宏图，共谋发展之略。以愚之见，根据当前情况，应注意以下几点：

（1）继续培养精于中医的高级人才。中医发展在学术，学术发展在科研，科研发展在人才，没有人才，发展就无从谈起。现在中医队伍阵容不算小，但真正能具有历代大医家和当代大医家的水平者也寥若晨星。目前有不少省，包括我省在内，已经制定出培养人才的工程，而且已见成效，这是战略决策之举，要继续干下去，要讲实效。

（2）要按中医自身体系发展。中西医各有自己的理论体系，不能互相替代。当前有个倾向值得注意，说中医要现代化，要按西医的模式来研究中医，发展中医，这是非常危险的。长期下去，中医势必名存实亡，岂不愧哉，痛哉，无怪乎邓铁涛老中医呼吁："现在身怀绝技和有一技之长的名老中医越来越少，1965年以前毕业的中医大夫已经全部退休，如果我们不及时抢救名老中医的知识和临床经验，那我们就失去了最后的机会。"他还说："中医如此发展下去，要不了二十年，真正的中医中药将不复存在，如果中医要消亡在我们这一代手中，我们将愧对祖先，愧对子孙，成为千古罪人。"此言细思，并不偏激，一点儿也不耸人听闻，是发人深思的一剂猛药。

（3）明确继承与发扬的关系。自古以来，中医一直存在继承与发扬的缔结关系，下一代的继承，总是包括下一代的发扬，因此继承的内容越来越丰富。但原始的继承是根本，是渊源，绝不能丢；故而每代人的继承总是要继承最本源的东西，这个最本源的东西，就是我们常说的中医经典著作。素云：根深则叶茂，本固则枝荣，源远则流长。设想作为一名中医，若不读中医经典著作，是很难成为"上工"的。汉代张仲景就是在继承的基础上，写成了《伤寒杂病论》，他在序言中说得非常清楚："勤求古训，博采众方，撰用素问、九卷、八十一难、阴阳大论、胎胪药录，并平脉辨证为伤寒杂病论，合十六卷。"同时他也指出，当时一些医生的浅陋"观今之医，不念思求经旨，以演其所知……夫欲视死别生，实为难矣"。我们是否也来个观今之医。

医学博大精深是中华民族的瑰宝，继承和发扬永无止境，但始终不要忘记继承这个大前提，恐怕谁也不敢说他已经继承到顶了；只有继承得好，才能发扬得好，浮躁心态是要不得的。

（4）找出不利于中医发展的因素。任何事物在前进中都会有曲折有起伏，现在多种原因在一定程度上影响中医发展，如经济利益问题，这个问题比较突出。医院要讲经济效益，科室要讲经济效益，个人也讲经济效益，本来中药能解决问题的也来个中西药一起上，往往西药大大超过中药用量。无怪乎有人说中医院不姓中，当然也不是说中医院就不能用西药，而是不能本末倒置。也可能有人会说："你中医不行，不用西药解决不了问题。"试想在这样环境里中医学术发展能不受到影响吗？有些中医为了经济效益，也盲目地开大方，开贵重药，不但浪费了金钱，也浪费了资源，加重了患者负担，而且疗效也未必就好，无形中把中医特色给丢失了。

（5）研究方法和思路问题。究竟怎样研究和发展中医，路子怎样走？我认为：凡不符合中医自身理论体系，就不要生搬硬套，削足适履，路子要走正，否则就可能要掉下去。现在高等中医药院校课程设置合理不合理、中西医课程比例妥当不妥当，应从实践中多做些调查；培养出来的学生究竟怎么样，不能只从数量上论英雄。再者从研究生来说，我认为也有不足之处。研究生被录取后，当然在中医理论上又提升了许多；但在研究内容上分量不够，只限于实验室研究和从文献上收集一些资料，撰写一篇论文，比较容易拿到一张学位证书。写论文基本上是一个模式，我觉得倒不如从某个病或从某个方药在临床实践中认真观察总结，或许有所突破，或许发现新的苗头，即或失败，也比从实验室得出的结论要强。

其他还有避难就易的问题、急于求成的问题、基层缺医的问题，都在一定程度上影响中医学术的发展，也影响着中医疗效的发挥。

疗效不是纸上谈兵，而是靠医生的总体水平，具体在每个患者身上体现出来，个中非常微妙，非常高深，只有理验俱丰的医者，才能悟到其中的奥妙。这正是中医的独特理论体系和独特疗效所在，非浅人所能得知的。归根结底，还是要有更多的高水平中医人才，否则只能是空谈。

卫生部常务副部长高强在2005年卫生工作会议上指出"中医药是中华民族的瑰宝，经过几千年的传承，形成了科学的理论体系和独特的诊疗方法，至今仍在我国医学中发挥着不可替代的作用"。这是非常精辟的实事求是的语言。

最后有两点建议：

（1）继承搞师带徒。根据现在情况，可以换个新模式。可从中医学院应届毕业生中，选拔品学兼优，又热爱中医的学生，拜上确有真才实学的老师，学习三年，教者要真教，学者要真学，朝夕相处，耳濡目染，经过三年苦教苦学，出师后一定会大有作为的。当然要有一些政策措施来保障，方能成功。

（2）打通人才通往基层的渠道。现在中医学院毕业的学生去县中医院的很少，更不用说去乡卫生院。他们宁肯在大城市改行，也不愿意去基层。这既有思想问题，又有实际问题，实际问题不能解决，渠道就难以畅通。这个问题很复杂，值得进一步研究。

二、 谈医与人和仁的体会

医生是个特殊职业，工作对象是病人，生死攸关，责任重大。这里所说的人，是指医生本人和病人。病人求医，欲去其疾，医生治病，亦欲速愈其疾，心情一致，本无两样。但因医是一个职业，病人求之，前者主动，后者被动，主动便为强势，被动便为弱势。如何平衡这种关系，关键在于医生。作为医生来说，要把这种关系倒过来，始终要以病人为本。《素问·汤液醪醴论》说："病为本，工为标，标本不得，邪气不服。"因此，作为一名医生，首先要做好为人。也就是说，人品要正，心术要正。病不择人而病，医也不能择人而医，病对人是公平的，医对病人也应公平。绝不能以病人身份、地位、贫富不同而行医，应一视同仁。毛泽东同志在《纪念白求恩》一文中说"做一个高尚的人，一个纯粹的人，一个有道德的人，一个脱离了低级趣味的人，一个有益于人民的人"，做人要做这样的人。

这里所说的仁，是指仁心和仁术。既要有爱人之心，又要有爱人之术。清代喻昌说："医，仁术也。"清代吴瑭说："医，仁道也。"晋代杨泉说："夫医者，非仁爱之士，不可托也。"作为医生，不仅要有高超的医术，而且要有高尚的医德。如果医德不好，即使医术再高，也不能很好地为患者服务，甚至会给病人造成一些不应有的损失和痛苦。所以说，仁和术是并重的。总而言之，医生对病人，要以心相待，以爱相待，以慈相待，想病人之所想，急病人之所急，医患关系自然和谐，治疗效果也会良好。

仁术不是空谈的，要在治疗各个环节中体现出来，例如：

辨证上，疾病是千变万化的，往往寒热虚实夹杂，真假相混，因此，在辨证中要非常仔细、非常认真，不能有丝毫马虎。《素问·疏五过论》和《素问·征四失论》所说的"四失"和"五过"，我们应该好好读读，引以为戒。张仲景在《伤寒论》序中痛斥当时某些医生，不讲医术，不讲医德的行为，我们也应当戒之。在治疗中要实事求是，既不能夸大病情，骇人听闻；又不能说大话，误治机；更不能诋毁他医，以炫耀自己，这些都有悖于医德。

用药上，医贵能治病，更贵在能治大病，能治大病者为上医。大病非皆尽能治愈，但要治疗得当，疗效要高。治病就得用方用药，用得好不好，直接关系到疗效。医生根据病的性质不同、轻重不同，以及年龄、性别、体质的差异等而遣方用药。单从用方来说，就有大小缓急奇偶复（七方）之别，这是一个原则，必须遵从。具体到每个方子，又必须组方严谨，针对性强，主攻方向明确，或大或小，或多或少，皆有规范。病轻药重，为药过于病，病重药轻，为药疲于病，过与不及，皆谓失宜。医生在开完处方后，应仔细审察一下，是否有失当、失误之处。"下笔虽完宜复想，用心已到莫迟疑"，这是过去医家的名言，非常好，我是按这样去做的。不赞成乱开大方，药味既多，分量又大，贵重药也多，既浪费药物，增加费用，又于病不利，甚至造成危害，而"遗人夭殃"。中药是特殊商品，药对其证，都是好药，药不对证，虽贵何用？若单从经济利益去开方用药，于心何忍？中医特色也就不知不觉地被淹没在这里面了。总而言之，我们以仁爱之心用药，实事求是地用药，我们心安，病人也心安。"看病贵，看病难"，一直是党和人民非常关注的问题，我们共同努力，争取早日解决。

在情感上，医生治病，不但要开好有药处方，又要开好无药处方。人是有感情的，喜、怒、忧、思、悲、恐、惊，人皆有之。医生在看病时，要注意到病前的性格和病后的情绪变化，针对病人的不同情况，或宽慰，或劝导，晓之以理、动之以情，调动病人的积极性。一般说，病人是听医生话的，适当的思想工作可以做得通。我在治病中，常根据病人的不同情况，开出各自不同的"无药处方"。对于文化层次较高而又比较熟悉的病人，也可以文字形式开出。如某位老年女患者，有文化素养和政治素养，喜画国画，突有丧偶之痛，整日郁郁寡欢，在开完有药处方后，遂赠诗一首："雪里梅花雪后松，冷香高洁耐寒冬。一支画笔重挥洒，何计歪斜与淡浓。"患者非常高兴，精神为之一振，果然又拿起画笔，逐渐恢复常态。"无药处方"要开得灵活，开得适当，有针对性，不能庸俗，否则会适得其反。人皆乐生而恶死，只要方法得当，入情入理，病人是会愉快接受的，让病人感到温暖，也可能会把看病当成一种精神享受。只要心存仁爱，不怕麻烦，"无药处方"，每位医生都能开得很好，事实上很多医生就是这样做的。

三、目前阻碍中医药发挥优势特色的政策障碍是什么

中医药事业在党和政府的关怀重视下，有很大发展。尤其是中医专科专病的发展更为显著。更可喜的是目前已经涌出一大批学科带头人，名医、名科、名院相继出现，为人类健康做出了重大贡献。这是事实，应该肯定。但还应清醒地看到有诸多不足之处，特别是在中医优势特色上发挥得很不够。可以说是优势不

优，特色不特。

从客观上讲，中西医各有所长，各有所短。西医一直在扬己之长，但不能正视己之短（我们不应责其所短）。而中医则避短有余，扬长不足。应慎思之，明辨之，笃行之。下面谈几点我个人的看法。

（1）人才培养方面先天不足。

（2）科研方面偏离中医自身特点。

（3）医院方面多是名实难副（名不副实）。

（4）治疗急危重症方面优势难以发挥，渐趋萎缩。

国家对中医院资金投入不够，真正按中医理法方药辨证治疗，药价是非常低廉的，看病本不贵。医院为了生存发展，只得中西药一起上，用西药比例大大超出中药，即使中药方也往往把平时不应用的贵重药也开上，造成了很大浪费；此外还有一个易被人忽视的潜在隐忧，即使医生容易安于现状，不在中医难度深度上下苦功夫，学术怎能得到更大的发展。

农村中医阵地越来越小，缺少政策保障，人才渠道难通。

中药问题：①药材质量差；②炮制不规范；③制剂有限制（膏丹丸散难以配制致使医生难以随证使用）；④药剂人员多非正规医药学校毕业，也不是老中药师培养的徒弟，尤其在基层更是如此。

中医药究竟怎样发展，怎样创新，沿着什么样的方向前进，是值得研究的一个重大问题，决不能犯形式上发展而实际上衰落的错误。

以上是个人的看法，仅作参考，错误之处，请指正。

四、为医者要重视医德建设

医生不仅要有高超的医术，而且要有高尚的医德。作为一名医生，如果医德不好，即使他有很好的医术，也不可能很好地为患者服务，就不能算是一名好医生，甚至会给患者造成一些不应有的损失和痛苦。故此有必要再谈谈有关这方面的问题，以此共勉。

1.要仁爱

前贤有云：医者，仁术也。医生服务的对象是有病之人，病人就医时要求医生给他解除病痛之苦，医生应急病人之所急，痛病人之所痛，视病人如亲人，对贫富贵贱，要一视同仁，要牢记毛主席的教导："救死扶伤，实行革命的人道主义。"医生要医德医术并重，缺一不可，清代程国彭在《医学心悟》序中说："其操术不可不工，其处心不可不慈。"愿我们都能做一个白求恩式的医生。

2.要过细

医为人之司命，不可视医为儿戏，马虎敷衍，粗枝大叶。孙思邈曾告诫医曰："胆欲大而心欲小，智欲圆而行欲方。"所以医生对每位病人都要认真负责，己能治则治之，己不能治则推荐他医治之，或及时让其转院，切不可虚荣爱面子，贻误病人，当然也决不能无故推诿病人。在诊治每个病人时应做到："下笔虽完宜复想，用心已到莫迟疑。"医疗事故中的责任事故，多是医生心不细的结果，是医生的一大忌。

3.不要贪财

古来治病用药是要收钱的，现在有收费标准，过去则没有收费标准。"皇粮有价药无价"就是指这说的，病人看病买药，是处在被动地位，医生开啥药就得用啥药，病人对用药向来没有讨价还价的，要多少钱给多少钱。医生决不能单纯为了经济利益，开不该用的贵重药物，给国家和个人造成过重的负担。医生开方应该是根据病症需要用药，该用大方用大方，该用小方用小方，古之"七方"就是根据病症需要而立的。我在1976年《河南中医学院学报》发表"漫谈药量大小变化对治疗的意义"，其中也谈到这个问题。晋代杨泉在《物理论》中说："非廉洁淳良，不可信也。"切忌乘人之危，取人之财。

4.不要欺诈

医生所从事的职业本身就需要科学地开展工作，是实事求是的，来不得半点虚假。无论医术高低本事大小，都要实事求是，不要做虚假广告，沽名钓誉，这样有害于社会，有损于医生的形象。果真有真才实学，治疗效果好，人家会自然来找你。实事求是地向社会介绍个人情况，让患者便于就医，如医院搞些就医指南之类的东西，介绍各位医生的简历和技术专长，这是必要的，也是无可非议的，最可恶的是那些江湖骗子，自作聪明，唯名利是图，大肆鼓吹自己，为害匪浅。正如李中梓在《医宗必读·不失人情论》中说："有腹无藏墨，诡言神授，目不识丁，假托秘传，此欺诈之流也。"

5.不要贬低他人

在诊治疾病过程中往往有经他医治疗无效而来的。这里面有治疗失当的，智者千虑必有一失；也有治疗正确，因为疗程短，尚未收到明显疗效。不管如何，绝不可对着众人贬低他医。如果你也治不好，病人又就他医，你又该如何呢？客观地说，医生不可能把所有病治好，若借此抬高自己打击别人是很不道德的，不利于团结，不利于事业，实乃阳君子阴小人也。明代龚廷贤在《万病回春·云林暇笔》中说："吾道中有等无行之徒，专一夸己之长，形人之短。每至病家，不问疾疴，唯毁前医之过，以骇患者。设使前医用药尽是，何复他求？盖为一时，或有所偏，未能奏效，岂可概将前药为庸耶？夫医为仁道，况授受相传，原系一体同道，虽有毫末之差，彼此亦当护庇，慎勿訾毁，斯不失忠厚之心也，戒之戒之。"这样的人现在虽然很少，但也不能说绝对没有。作为一名医生来说，还是严格要求自己为好，做一个品格高尚的医生。

总之，作为人民医生来说，在医术上要精益求精，在医德上要好上加好，德术兼备，做一个有益于人民的人。有关医德方面就提出这几点。

五、五知

1.知理

这里所说的理是医学理论，中医理论博大精深，是历史长河的积淀，取之不尽，用之不竭。历代大医家，莫不深及其理而后名。正如金代成无己在《伤寒明理论》序中说："余尝思历代明医，迴骸起死，祛邪愈疾，非曰生而知之，必也祖述前圣之经，才高识妙，探微索隐，研究义理，得其旨趣，故无施而不可。"明代张景岳在《景岳全书·传忠录·明理》中说："万事不能外乎理，而医之于理为尤切。……故医之临证，必期以我之一心，洞病者之一本，以我之一，对彼之一，既得一真，万疑俱释，岂不甚易？一也者理而已矣。"

欲明其理，必先读书，以我之见：

（1）学而不厌。要学到老，干到老；干到老，学到老，学无止境。人要善于知己，善于强己，《老子》曾说："自知者明，……自胜者强。"

（2）医与文的关系。文是基础医是楼。具备良好的古文基础，才能很好理解中医深奥的道理，才可能具备独到的悟性。

（3）源与流的关系。学习经典著作是渊源，旁及历代医家是支流，要正确处理好继承与发扬的关系，继承好老中医的宝贵经验是基础，只有先继承好，才可能发扬好。

（4）理论与实践经验的关系。由于中医学的自身特点，一般说，医生成名较晚。谈到这里，有一种倾向要注意，即重视经验继承，忽视理论学术的研究。应该说，实践经验可贵，理论学术更可贵。

2.知病

我一直遵守《素问·至真要大论》"谨守病机，各司其属，有者求之，无者求之，盛者责之，虚者责之"的经旨，以探求病情。这与明晓医理是密不可分的。

先贤张景岳说："医有慧眼，眼在局外，医有慧心，心在兆前，使果能洞能烛，知几知微，此而曰医。"

治病首先要求病本，求本是多方面的，其中最重要的是病因、病性和病体。《素问·至真要大论》："必伏其所主，而先其所因。"

《素问·征四失论篇》："诊不知阴阳逆从之理，此治之一失也。受师不卒，妄作杂术，谬言为道，更名自功，妄用砭石，后遗身咎，此治之二失也。不适贫富贵贱之居，坐之薄厚，形之寒温，不适饮食之宜，不别人之勇怯，不知比类，足以自乱，不足以自明，此治之三失也。诊病不问其始，忧患饮食之失节，起居之过度，或伤于毒，不先言此，卒持寸口，何病能中，妄言作名，为粗所穷，此治之四失也。"

作为一个医生，不但能治一般病，而且能治难症和重病。要不断提高自己的总体水平，要多临床、多思考、多总结，不要浮躁，不要自满，不要坐而论道。力求做到由博返约，执简驭繁。

3.知动

病是动态的，不是静止的，静是相对的，动是绝对的。因为疾病是在人身上发生的，除病邪本身变动外，人的本身就是一个时刻不停的活动机体，尤其是用药以后，其变动更是明显；所以说，医者不但要知病之为病，而且要知动之为动，这个动，主要靠医生依据当时的病态，悉心体察出来。因此，医生对待复诊病人要特别用心，否则就会出现失误。总之，医生要具有对疾病的驾驭能力。由于疾病是动态的，所以说治疗疾病最好的方法，还是中药煎剂，能曲尽其妙。

4.知度

所谓知度，就是要把握好对病人的治疗尺度和用药尺度，二者皆不可太过与不及，过与不及皆为失宜。谚云：差之毫厘，谬以千里。

《素问·至真要大论》："谨察阴阳所在而调之，以平为期。"

《素问·五常政大论》："有毒无毒，服有约乎？岐伯曰：病有久新，方有大小，有毒无毒，固宜常制矣。大毒治病，十去其六；常毒治病，十去其七；小毒治病，十去其八；无毒治病，十去其九。谷肉果菜，食养尽之，无使过之，伤其正也。不尽，行复如法，必先岁气，无伐天和，无盛盛，无虚虚，而遗人夭殃，无致邪，无失正，绝人长命。"

《素问·脏气法时论》："毒药攻邪，五谷为养，五果为助，五畜为益，五菜为充。"

5.知误

作为一个医生来说，要做到不失误或少失误。由于病象复杂，医生对疾病的认识也有一个过程。

所谓知误，既要知他医之误，又要知自己之误。误必纠之，最怕的是不知误。

《伤寒论》："若火熏之，一逆尚引日，再逆促命期。"

《伤寒论》对坏病救治原则是"观其脉证，知犯何逆，随证治之"。

六、学医与从医的体会

作为老校友，很高兴应赵书记之邀来这里和同学们交流。因诊务繁忙，未做文字准备，就和大家随便谈谈我个人学医与从医的体会。

1.肩负中医历史任务

大家学习中医是很光荣的。首先，中医学历史悠久，同学们在"医学史"中已学习过，这里不多说了，或者有人说是老古董了，过时了，我认为不然。越是历史悠久越是经得起历史考验，越证明其科学性。尽管也有糟粕，但那不是主流。其次，中医确有科学的内容。毛主席说中医是个"伟大的宝库"，具有独特

153

的理论、方药及确切的疗效，是取之不尽、用之不竭的。大家以后在临床中会有更深的体会、认识。再次，中医是人类的需要，是全人类的需要，并正在走向世界。最后，中医发展后继有人。现在各个中医学院培养了许多学生，名老中医带徒等也培养了许多人才，当然这都还需要不断提高水平。因此，希望大家巩固专业思想，肩负起振兴发展中医的历史任务。

有许多同学是从农村来的，中医在农村是大有用武之地的。现在县及县以下的名中医太少了，许多同学不愿下去，这其中当然有许多原因；但只要技术过硬，确实有疗效，还是很受欢迎的，或许最初会坐冷板凳。我们一附院的病人很多，找我看病的也不少，如果没有疗效，谁找你看病？中医是个瑰宝，最重要的是要占领阵地，把中医优势发挥出来。

2.打牢基本功

打牢基本功的重要性是不言而喻的，我年轻时老师曾打比方说："10余岁时记东西如以锥锥石，稍长如以锥锥木，年长时如以锥锥水。"大家现在正处在"锥石""锥木"之间，正是记忆旺盛之时，应珍惜大好时光打牢基本功。

（1）打牢理论基本功。

首先要掌握书本知识，有的同学临证时方子记不全，我在学校学习时背的方较多，被树为典型，我的经验就四个字：决心、毅力。不能虎头蛇尾。我有个亲戚考研究生报清华，背英语辞典，我看大家拿出背英语单词的劲，别说500个方，就是5000个方也能记住。（笑声、掌声）

经典著作要学，历代医家的著作也要学。经典要学好，现在的课时不多，有的甚至没开，同学们应自学补上，毕业后仍要继续学习，要多从临床上认识提高。名老中医岳美中谈到治学时说，他每年还要把经典温习一遍。

"万事不能外乎理，而医之于理为尤切。"张景岳还说，"医有慧眼，眼在局外，医有慧心，心在兆前，使果能洞能烛，知几知微，此而曰医。"理论虽很抽象，但证之临床确实有效。学习理论不可钻牛角尖，有的同学问我为啥为啥又为啥，三问两问我也"没啥了"（笑声）。理论不像细胞分子能看见，重要的是理解。

强调一点，中医治病一定要以中医理论为指导，西医检查仅作参考，不能照搬西医去"消炎"。举一个医案，有一小女孩因憋尿又受惊吓出现小便闭，服西药消炎利尿药乏效，住院置导尿管方能小便，拔出依然点滴不出。如此10余日，众医束手无策，患儿父亲寻诊于我。予用麻黄、杏仁、升麻、桔梗、芍药3剂，并嘱探吐，一剂而小便通。诊断思路是憋尿致气化不利，又受惊致气机郁闭，遂以开上窍为治。盖肺为水之上源，上窍开则下窍泄。

（2）方药基本功。

经方、时方都要熟背，《方剂学》中至少90%的方药要会背，会背才能知常达变。我背方时选的是陈修园的"长沙歌括""金匮要略歌括"，优点是有分量，如麻黄汤："七十杏仁三两麻，一甘二桂效堪夸，喘而无汗头身痛，温覆休教粥到牙。"桂枝汤："项强头痛汗憎风，桂姜芍药三两同，枣十二枚甘二两，解肌还藉粥之功。"（掌声）量很重要，如桂枝汤，桂、芍等量，尤其要注意方中小量，有的医生开逍遥散，薄荷用12克，有的不用，我认为不妥当。薄荷、生姜要用小量，"肝欲散急食辛以散之"。

我个人认为应多记方子，希望同学们抓住在校大好时光多记些，现在没来得及背，应努力弥补，迎头赶上。今后临床应注意时方、经验方的应用，如我现在正在用的治肺气肿的皱肺丸（柏子仁、五灵脂、核桃仁、甘草等）是朱良春推介的，载于《普济方》中，疗效不错。

（3）临床技能基本功。

针灸推拿、骨伤正骨这些都应有扎实的临床操作基本功。在处方用药中，对有毒的药物一定要慎用，以前在某县开门办学时有个青年医生开蟾酥比常规量大200倍，病人从服药到死亡不到半个小时，这就是基本功不过硬造成的，个人体会基本功很重要。根深才能叶茂，本固才能枝荣。

3.当好苍生大医

大家毕业后就要当大夫，希望大家都当好苍生大医。首先要有精湛的医术，并且要不断学习精益求精，不断提高水平，我现在还经常看书。第二，要有良好的医德医风，现在的医疗行业确有不正之风，不该开大方的开大方，不该检查的检查，甚至丧失医德。我看是钱在作怪，希望大家牢记全心全意为病人服务的宗旨，做好苍生大医，活人济世。

我在新中国成立前就行医，有幸成为中医学院首届毕业生，个人感觉学医不容易，当个医生不容易，书到用时方恨少，临床应用甚感不足，需活到老学到老。就个人学医与从医的体会谈这些，希望对大家有所启发，谢谢！

养生杂谈

第六章

中医的发病观　生病起于过用

"生病起于过用"出自《素问·经脉别论》，是中医学关于人类发病的一种认识，经文指出"春秋冬夏，四时阴阳，生病起于过用，此为常也"。"过用"，指超越常度，疾病的产生正是由于内在或外界各种因素发生异常变化，超过了人体的适应限度，损伤脏腑气血所导致的，正如张介宾所言"五脏受气，强弱各有常度，若勉强过用，必损其真，则病之所由起也"。

导致疾病的原因多种多样：六淫、七情、饮食、劳倦、外伤等，正常情况下，阴平阳秘，精神乃治。过用则阴阳失衡，疾病乃生。"生病起于过用"的观点在《内经》的病因理论中占有很大的比例，成为中医病因学的基本观点和突出特点之一。而且对后世医学家及其医学理论也产生过深远的影响。对"过用致病"大致可以从以下五个方面来谈。

（一）饮食不节

饮食是人类生存的必要条件，但饮食一定要有节制，饮食的大饥大饱，或过寒过热，或偏嗜，皆为"过用"现象。食物靠脾胃消化，饮食不节，暴饮暴食主要损伤脾胃，导致脾胃升降失常，出现脘腹胀满、厌食、嗳腐吞酸、痢疾、痔疮等，或聚湿生痰化热，变生他病。《素问·痹论》谓："饮食自倍，肠胃乃伤。"经常饮食过量，不仅可以导致消化不良，而且还可影响气血流通，筋脉瘀滞，出现痢疾或痔疮。《素问·生气通天论》说："因而饱食，筋脉横解，肠澼为痔。"过食肥甘厚味，易于化生内热引起痈疽疮毒等病症。"高粱之变，足生大丁"。现在经济发达，物质丰富，饮食不节也是现代多种疾病，如肥胖病、糖尿病、心脑血管疾病、脂肪肝、痛风病、肿瘤等疾病的病因或诱因之一。

（二）饮食偏嗜

饮食不应有所偏嗜，才能使人体获得各种所需营养。若饮食偏寒，如过食冷饮瓜果可损伤脾胃阳气，导致寒湿内生，发生腹痛、腹泻等症；偏嗜辛温燥热，则使肠胃积热，出现便秘、腹胀满等症。饮食五味偏嗜也会导致疾病发生。有个病人，嗜酸如命，导致常年胃脘灼热难忍。长期嗜好某种食物，就会使该脏功能偏盛，发生病变。《素问·生气通天论》说："阴之所生，本在五味，阴之五宫，伤在五味。是故味过于酸，肝气以津，脾气乃绝；味过于咸，大骨气劳，短肌，心气抑；味过于甘，心气喘满，色黑，肾气不衡；味过于苦，脾气不濡，胃气乃厚；味过于辛，筋脉沮弛，精神乃殃。"指出五味过偏，会伤及多个脏腑，产生多种疾病，长此下去，影响身体健康。《素问·五脏生成篇》又说："多食咸，则脉凝泣而变色；多食苦，则皮槁而毛拔；多食辛，则筋急而爪枯；多食酸，则肉胝䐜而唇揭；多食甘，则骨痛而发落。"现在人应酬多，过食肥甘厚味及吃海鲜可导致疾病，饮酒过多可导致急慢性酒精中毒和依赖，并可产生抑郁、急躁等继发症。因此饮食过用是许多疾病发生的原因和条件。《内经》中关于饮食过用的发病观在今天仍然有很大的指导作用。

（三）七情太过

所谓七情，即喜、怒、忧、思、悲、恐、惊七种情志变化，是人对客观事物的不同反应。在正常情况下，不会使人生病，只有在长期持久的情志刺激下，超过人体本身的正常耐受限度，才会使人气机紊乱、脏腑阴阳气血失调，导致疾病发生。《内经》对七情太过致病的情况有很多论述。《素问·举痛论》指出："怒则气上，喜则气缓，悲则气消，恐则气下……惊则气乱……思则气结。"《灵枢·口问》指出："心者，五脏六腑之主也……故悲哀愁忧则心动，心动则五脏六腑皆摇。"《素问·血气形志》曰："形数惊恐，经络不通，病生于不仁。"从上述条文中不难看出，所谓七情致病，多由七情"太过"所造成。大怒大喜之后突发中风现在很常见，在张磊教授的病案中，因情志致病的例子比比皆是。

（四）劳逸过度

劳逸过度通常包括过度劳累和过度安逸两方面。①体力、脑力过度。适当的劳动锻炼能使气血流畅，体格强壮。但是劳累过度又会对身体健康产生很大影响。随着现代社会工作节奏的加快，过劳对人体健康的影响越来越明显。如现在社会压力大，脑力劳动强度过大，出现许多英年早逝现象；又由于机械化普及，人们体力劳动较轻，但由于人们注重健康，体育运动过度，也导致了许多因劳致虚疾病。《内经》有论述，"劳则气耗""劳则喘息汗出，外内皆越，故气耗矣""久行伤筋，久立伤骨"。②过逸。人体每天需要适当的活动，气血才能畅通,《灵枢·痈疽》曰："经脉留行不止,与天同度,与地合纪……夫血脉营卫,周流不休。"过度安逸,可致气血不畅,筋骨不利,肌肉无力,神情木然,反应迟钝。如睡卧太久,会觉头部困重,昏昏如醉;久卧病榻,会使肌肉痿弱,肢体不用。《素问·宣明五气》言"久卧伤气""久坐伤肉",便是过逸致病的典型例子。

(五)药物过用

药以养生,亦以伤生,服食者最易慎之。药有寒热温凉、四气五味、剂量大小、有毒无毒等,用之得当,能起沉疴;用之不当,反成病因。现代人不管自己适不适合,平时多喜服用热补药,如桂圆膏、参胶类等,不知过量服用必液耗水竭,反而致病。《素问·五常政大论》曰:"大毒治病,十去其六;常毒治病,十去其七;小毒治病,十去其八;无毒治病,十去其九;谷肉果菜,食养尽之,无使过之,伤其正也。"叶天士《景岳全书发挥》云:"沈某年二十,父母爱之,服全鹿丸冬令至春初,忽患浑身作痛,渐消瘦不食,不数日热极而死。"此病案乃述过用热药之害。《冷庐医话》记载"黄某,六月畏寒,身穿重棉皮袍,头戴黑羊皮帽,吃饭以火炉置床前,饭起锅热极,人不能入口者,彼犹嫌冷",细究乃父母误信"天麦二冬膏,后生常服最妙",令其早晚服用,服之三年,遂令寒性入脏,此过用凉药之害也。《内经》提出要根据病人的具体情况决定药量。如《素问·五常政大论》曰:"能毒者以厚药,不胜毒者以薄药。"并且制定了大小剂型。《素问·至真要大论》曰"有毒无毒,所治为主,适大小为制也",告诫人们不能滥用、过用药物,过用则致偏胜。《内经》这种药有偏胜、不宜过用的思想对后世的影响很大,故用药应中病即止,而不必尽剂,否则矫枉过正,易致偏颇。现在肿瘤患者剧增,化疗后出现各种反应,张磊教授常告诫要适可而止,不可过度。因此在用药时应遵循"衰其大半而止"的思想。

"生病起于过用"作为中医病因学的基本观点,不仅对历代医家的病因观及临床实践产生了深刻而广泛的影响,而且对现代医学模式的病因学研究,尤其是对慢性病病因学研究仍有借鉴之处,也可以为疾病的临床诊断、治疗及预防提供很有价值的帮助,值得深入探讨。

第七章

弟子感悟

一、张磊教授临证遣方三原则

孙玉信

张磊教授为全国第二批老中医药专家学术经验继承工作指导老师，国医大师。他熟读经典，博采众方，虽至耄耋之年，仍能脱口背诵方歌数百首，临证遣方用药更是巧中有巧，妙中有妙。笔者有幸拜张磊教授为师，现就其遣方经验三原则探析如下：

（一）开好"有药处方"与"无药处方"

1.有药处方

张磊常讲，作为一位合格的中医，要会开"有药处方"和"无药处方"。所谓"有药处方"，即是平时所开的有药物的处方，包括经方、时方、经验方。

（1）经方：是指《伤寒论》《金匮要略》及《黄帝内经》所载的方，具有药味少、疗效显著的特点。只要辨证准确，用之得当，往往效如桴鼓。

如治患儿赵某，女，11个月，以泻出水样便4个月来诊。询问病史，乃因感冒用抗生素后，出现腹泻如水，每天20~30次，脱肛，多方治疗无效。症见精神极差，畏寒，无发热，腹胀，消瘦，脱水貌，脉细，指纹淡。证属阳亡液脱，方用四逆加人参汤：制附子（先煎1小时）10克，干姜6克，党参20克，炙甘草6克，6剂水煎服。

药后，大便转为日1次，排便困难，家人自行让患儿服香油5毫升，病情复发，大便带黏液，腹胀。药用：制附子（先煎1小时）6克，干姜6克，党参6克，炙甘草6克，制半夏6克，黄芩3克，黄连1克，砂仁（后下）2克，大枣一枚，6剂告愈。

此为四逆加人参汤合半夏泻心汤，以辛开苦降，寒温并用，阴阳并调。张磊强调经方有它的独特疗效，加减药味，不能太多太杂，要主证主方，座次井然，主客分明，不要喧宾夺主。

（2）时方：是指汉代张仲景以后医家所制的方剂，以唐宋时期创制使用的方剂为主，是临床治疗的进一步发展，其数量大，内容广，更适宜于临床选用。

如治患者刘某，女，52岁，以头痛10余年、加剧6年为主诉来诊，每次发作，头抵墙壁，痛不欲生，痛时颈项强直，不能转动，胳膊也硬，阴雨天加重。

有高血压病史及阑尾炎术后肠粘连病史。口臭口黏，舌质暗，苔白，脉沉滞。脉证合参，为瘀血头痛，方用血府逐瘀汤加味：当归 9 克，生地 15 克，桃仁 12 克，红花 9 克，赤芍 9 克，柴胡 9 克，川芎 9 克，桔梗 9 克，枳壳 9 克，蔓荆子 12 克，决明子 15 克，怀牛膝 12 克，葛根 30 克，甘草 6 克。服上方 11 剂，头痛基本消失，时有耳鸣，去决明子加磁石 30 克，巩固治疗。

张磊老师说，时方甚多，临床应用应注意以下几点：一要知方，知道每个方的主治证、组方的道理、配伍的原则等；二要切用，切于病，切于人，切于脏腑之性，切于季节之令；三要灵活，医贵通变，药在合宜。

（3）经验方：是张磊在临床实践中，自己总结出来的行之有效方剂，如谷青汤（谷精草、青葙子、桑叶、菊花、薄荷、蔓荆子、黄芩、夏枯草、决明子、甘草），治疗因风热之邪伤于头部的病证；郁达汤（柴胡、枳壳、白芍、槟榔、厚朴、苍术、川芎、香附、栀子、神曲、甘草），治疗脏腑气郁、寒热错杂之证；山前汤（生山楂、炒山楂、生车前子、炒车前子），用于脾虚积泄；丹百汤（丹参、白檀香、砂仁、百合、乌药、全瓜蒌、郁金）用于气血瘀滞兼有阴虚的胸痹、脘腹疼痛、胁痛；藤络汤（鸡血藤、忍冬藤、丝瓜络、橘络、木瓜、制南星、路路通、川牛膝、酒桑枝、通草），治疗肢体关节肿胀疼痛等病症。还有眠安汤、平痤汤、清气汤等，临证应用，效果良好。

2.无药处方

所谓"无药处方"，是指针对患者不同的致病因素，尤其是因情志致病者，医生可根据患者的生活环境、工作环境、文化素养等，晓之以理，动之以情，分忧解难，给出恰当的心理疏导和健康指导，开出适合患者的"无药处方"，取得药物无法达到的效果。

对于文化层次较高，而又比较熟悉的患者，也可以文字形式开出。如某位老年女患者，有文化素养和政治素养，喜画国画，突有丧偶之痛，整日郁郁寡欢，张磊在开完有药处方后，遂赠诗一首："雪里梅花雪后松，冷香高洁耐寒冬。一支画笔重挥洒，何计歪斜与淡浓。"患者情绪逐渐开朗，精神振奋，又拿起画笔，投入到创作之中。

张磊老师说，无药处方要开得灵活，开得适当，要有针对性，才会有好的效果。人皆乐生而恶死，只要方法得当，入情入理，患者是会愉快接受的，也可能会把看病当成一种精神享受。无药处方配合有药处方，可以明显增强治疗效果。

（二）把握"效也更方"与"不效也不更方"

1.效也更方

一般情况下，我们多遵从效不更方原则，但疾病是动态的，证候也是动态的，它随外界气候、个体体质、邪正关系、治疗措施的当否而变化。因此，张磊提出，治疗过程中，当病机发生变化时，前方治疗即使有效，也要更方，要方随机变，切中肯綮。

陈某，女，21岁，2006年1月12日以面部烘热、面赤如醉4年，低热4月余为主诉就诊。2005年9月起无明显原因出现低热，体温37.5℃左右，面部烘热，面赤如醉4年，下午或晚饭后较多，能持续3~4小时，低热一般于下午、晚上出现，上午不发热，畏风寒，自觉全身肌肉轻拍时疼痛，右肩部麻似虫行，腰痛，月经提前10余天，经期6~7天，量多色暗血块多，纳可，二便调，白带正常。常感咽部干痛，饮水多，两手颤，颈显大。舌质红淡、瘦、苔薄白稍腻，脉细数。

药用：金银花30克，玄参30克，栀子10克，蒲公英30克，赤芍15克，连翘10克，竹叶10克，知母10克，地骨皮15克，丹皮10克，柴胡10克，制香附10克，生甘草6克。6剂，水煎服，每日1剂。

服药后发热较前降低，温度37.2℃，面热较前时间短，大便干，咽干痛，口不苦，仍手颤，全身肌肉有叩击痛。

药用：熟地10克，当归10克，生白芍20克，川芎6克，丹皮10克，地骨皮20克，柴胡10克，黄芩10克，桔梗10克，连翘10克，生甘草6克。服上药期间体温降至正常。

此乃风热稽留，深陷厥阴肝经，耗伤阴血，引动肝风，先以银翘散合地骨皮饮加减、疏风散邪、滋阴清热，恶风寒消失，风热渐散。但低热未除，病仍未变，证有变化，以邪陷厥阴为主，用地骨皮饮合小柴胡汤加减，以滋阴养血，和解透达，使耗伤之阴血渐复，深陷厥阴之邪热外透，热退风息，疗效良好。

2.不效也不更方

不效也不更方，看似自相矛盾，实则不然。张磊认为，疾病是动态的，药物发挥作用是动态、渐进性的，由量变到质变，尤其是慢性病，药虽对证，收效也有个过程，初服"无效"，只要把握方证准确，可以不必更方，继续服用，定会取效的，这即是"不效也不更方"。

孙某，女，28 岁。2005 年 9 月 23 日以双眉棱骨疼痛 1 年为主诉就诊。时轻时重，夜间易发作，伴有恶心呕吐，胸闷噫气，睡眠休息后明显好转，食欲可，口不干苦，大小便正常，舌质淡红，苔薄白，脉沉滞。有肾病病史 5 年，尿蛋白（+~++），无明显症状，无服药治疗。

此为肾阴不足，内有郁热，以知柏地黄汤加味。

处方：生地黄炭 30 克，山萸肉 10 克，生山药 15 克，泽泻 10 克，丹皮 10 克，茯苓 10 克，连翘 10 克，芡实 30 克，虫蜕 6 克，地肤子 15 克，知母 10 克，黄柏 6 克，竹叶 10 克。6 剂，水煎服。服药后，病情稳定，照上方继服 10 剂，共服 1 个月，效果良好，5 年来尿蛋白第 1 次全部消失，潜血（+）。

本案属慢性疾病，应以"王道之法"，初服药后，病情没有加重，不宜频繁更方，以守为主，可略作加减，待慢慢收工。

做到"效也更方"与"不效也不更方"，医者需要有深厚的中医基本功，还要有"慧眼""慧心"，有胆有识，方可进退有度，取舍有法。

（三）防止"有方无药"与"有药无方"

所谓有方无药，是指医者墨守成方，方不中的，或不能灵活加减，机械照搬，或守一方而治百病，均难取得良好效果。张磊说，用方要做到"巧"与"活"，巧有两个意思，一是用方之巧，一是方中某味药之巧。活也有两个意思，一是根据病情变化，方药亦随之变化，即证变方亦变；一是在一张处方上要有灵动性。

所谓有药无方，是指方药庞杂，既不符君臣佐使原则，也没有精专不二、有的放矢之方阵，多是方药的堆砌，想取得好的疗效，自然十分困难。所以张磊反复告诫后学，要防止有方无药与有药无方。

二、张磊灵动法治疗杂病经验

李彦杰

张磊教授，1964年毕业于河南中医学院，曾任河南省原卫生厅副厅长，河南中医学会会长、中药学会会长，《河南中医》编委，《中医研究》顾问，河南省中药新药评审委员会委员。全国第二批老中医药专家学术经验继承工作指导老师。长期从事教学和临床，治学严谨，医术精湛，尤其擅长于疑难杂病的治疗。笔者有幸跟随张磊老师侍诊学习，受益良多。

张磊教授认为，临床上有许多杂病治疗宜轻而取之，若用重剂会适得其反。若遇此类病证，应用有简洁、轻巧、灵动之方药进行治疗，名曰灵动法。现将张老用灵动法治疗内科杂病经验简介如下。

1.选药精细，处方简洁

良医治病，辨证确切，用药如用兵。药味少而精同样能取胜，多而杂说明医者心中无数，对病情掌握不准，这样不但不能取效，往往反贻他害。张老师博采众家之长，融合古今方药，对诸多药性分门别类、随症选药，组成简洁处方。如延胡索配郁金疏肝理气，治疗脾大；杏仁配延胡索行气止痛，且杏仁量大于延胡索量，治疗胃脘痛；百合配乌药即百合汤，理气止痛，治疗心胃诸痛属气滞者；黄连配吴茱萸即左金丸，平泻肝火，降逆止呕，可配合神曲治疗烧心、泛酸；山药配鸡内金健运脾胃，治疗脾虚泄泻；重楼配白及收敛止血，消肿生肌，治疗消化道溃疡；乌梅配僵蚕即济生乌梅丸，敛肝风，息肝风，主治肠风下血、便血；胆南星配橘络行气祛痰，宣通经络，适于风痰阻络之证；（炒）白芥子、青皮、木香利气散结，通络止痛，治疗肋间神经痛；黄芪、赤芍、防风即黄芪赤风汤，可使周身之气通而不滞，血活而不瘀，广泛用于偏瘫、面瘫、荨麻疹等；赤芍配甘草即甘赤汤，凉血散瘀，治疗眼结膜充血；怀牛膝、地龙、琥珀补益肝肾，利水通淋，活血散瘀，治疗前列腺增生；阿胶配干姜即胶姜汤，温补冲任，养血止血，主治冲任虚寒之月经不调、崩漏；乌贼骨配茜草即乌骨芦茹丸，收敛止血，主治血枯、崩漏下血；川芎配皂刺活血通经，消痈排脓，治疗痈疡，等等。总之，张老用药简洁，处方一般均在10味以内，但可融合数个古方，如治慢性泄泻常用山前汤，药味仅4味，即山楂、炒山楂、车前子、炒车前子各15g，必要时加减应用，生熟并用，燮理阴阳，每每获效。治老年人排尿时男性阴茎或女性阴部痛如刀割，选用王清任的黄芪甘草汤，仅两味药，常可药到病除。

2.处方用药，味少量轻

"轻可去实"，所谓四两能拨千金。在临床上，对于年迈、体虚、久病者，调其所偏，补其不足，若病情简单，可取温、清、消、补等法，药味宜精，药量宜轻，直截了当地解决问题。若病情复杂，则用复合方剂以照顾到比较多的方面，药味虽多而分量很轻，或分成小量频投，或予丸散长服。如张老师治疗慢性胃气虚弱又不耐药的患者，出现纳少、胃呆、嗳气、脘闷腹胀、喜暖畏寒，舌质偏淡、苔薄白，脉弱等症状，常用小剂香砂六君子汤加味，每味药量可轻至3~5g，煎取100~150mL量，轻而取之，往往能取得很好的疗效，否则药过于病，有治胃反伤胃之弊。用药对证合拍，不在方剂大小，而长期的虚弱，尤其是慢性脾胃虚弱症，多因饥困劳倦而得，导致生理功能衰减，出现胃呆纳少，每天进食不过二三两，还觉脘闷腹胀，这是脾胃失于健运的表现。若再日夜投以两次大剂量药物煎剂，只会给脾胃增加负担，加重疾患。另外，脾胃的慢性疾患，必须以小量药维持，假以时日，由量变到质变，脾胃生气得到复苏，方可痊愈。

3.用药灵动

用药灵动，是指配伍精当，不落呆滞。张老师认为，临床用药，贵在精专，结合辨证论治，利用药物的动静之性，以纠正人体病理变化中的动静异常。阴证纯属静之病证，当主要以动药治之；反之阳证若为动证，当主要以静药治之。对于病理变化复杂的病症，尤当动静配合，相辅相成。通过药物功用的动静对立的特点，纠正病势之偏颇，从而恢复机体动静结合的动态平衡。张老师在临证组方中，常在用动药时佐以静药，用静药时常佐以动药，动静结合，往往收到很好的效果。

（1）小实之证，用药宜动不宜静。小实之证一般指感邪轻症，例如，外邪袭肺较轻之咳嗽，视其风寒、风热不同，用灵动法治之，一是因为病邪较轻，无须重剂；再者新感咳嗽，由于邪从外来，通过口鼻或皮毛袭入，使肺失宣肃之职，导致肺气上逆而咳嗽。此乃实证，治法贵在祛邪，用药宜动不宜静。动则邪气外出，静则邪气内伏而不得散。又如水、湿、食、气停滞之轻证，常有腹胀、纳呆、食少、嗳气、大便不畅，舌苔白厚，脉怠缓或沉滞等症状，根据"腑以通为顺""脾以运为健"之理，以槟榔、牵牛子通可行滞为君；以豆蔻、砂仁醒脾畅中为臣；以茯苓健脾渗湿，以山楂、神曲消运化滞为佐使。以动为主，诸药合用，共奏运通之效。亦是脏腑同治之法。有热加黄芩，中寒胃痛气上逆者加丁香。

（2）虚弱之证，用药静中有动。张老师认为，"气以通为补""血以和为补"。补而勿滞，补中有通，或消补兼施，使补而不滞。用补之法最忌呆补、滞补，故用滋补之时应不忘疏通，补中有通，方可滋阴而不腻，填精而不壅，益气而不滞，养血而不留。大凡滋补之品多滋腻碍胃，脾胃乃人体升降之中枢，气血生化之源，如中焦阻滞，则正气生化无源，气机升降失常，故补益时应特别注重通调脾胃之气，正如张从正所云："善用药者，使病者而进五谷，真得补之道也。"一般较少用黏腻重浊之品，即使要用也常顾护脾胃功能，或浊药轻投，或"制小其服"。故厚味填补，必佐辛香行气醒脾之品以流通气机，宣畅呆滞，如熟地黄与砂仁同捣，益气必佐和胃，以使补而不滞。又如肝血不足而性失条达，可在补肝剂中加入小量柴胡、薄荷、独活等以唤起生发条达之性，用小量独活，就是"假风药以张其气也"。再如治疗肾不纳气之哮喘，使用都气丸加小量麻黄、（炒）紫苏子，纳中有宣，静中有动。此法亦称以动制静，效果较好。动静相伍中动药宜轻，还在于恐过重耗伤正气。

4.运用血府逐瘀汤治疗疑难杂症

张老师擅长运用血府逐瘀汤治疗各种疑难杂症。该方为气滞血瘀的一首通治方，主治胸中血府瘀血所致诸病，在原方基础上合理加减化裁，则可相应提高疗效扩大其应用范围，治疗多种病证。现举典型病案予以说明。

（1）胁痛（慢性胰腺炎）。李某某，男，45岁。以"左胁下胀痛3年"于2007年2月26日就诊。患者3年前突然出现左胁下剧烈及左上腹持续性疼痛，阵发性加重，向腰背部放射，以左侧为著。弯腰或起坐前倾时疼痛可减轻，仰卧时加重。伴发热、恶心呕吐。经查血清淀粉酶和B超诊断为"急性胰腺炎、胆结石"，当时予"胆囊切除术"及对症治疗，症状好转，然遗留左胁下胀痛，夜间为甚，纳食可，二便调。舌质暗红，苔微黄，舌底脉络迂曲，脉沉滞。辨证：肝气瘀滞。治以疏肝理气，活血止痛。方药：当归10g，生地黄10g，桃仁12g，红花10g，赤芍10g，柴胡10g，川芎6g，桔梗10g，（炒）枳壳10g，怀牛膝10g，郁金15g，川楝子10g，延胡索10g，甘草10g。服上方7剂复诊，左胁下刺痛明显减轻，效不更方，守方继服7剂症状消失。

按：患者气郁日久，肝失条达，疏泄不利，气阻络痹，而致胁痛；气病及血，气滞血瘀，故疼痛夜间为甚。方中桃仁、红花活血化瘀突出了全方主旨；生地黄、当归、赤芍、川芎熔凉血、活血为一炉，动静结合调其血分；柴胡、枳壳疏肝解郁，行气散结，以治其气分，盖气为血之帅，气行则血不瘀；炙草调和诸药；桔梗开肺气，载药上行，枳壳、怀牛膝下行，一升一降通行气血，引领诸药周遍全身上下内外，活血化瘀而不伤血，疏肝解郁而不耗气。延胡索"行血中之气滞，气中血滞，故能专治一身上下诸痛"，与川楝子、郁金相伍疏肝气，泻肝火，畅血行，止疼痛。诸药合用，气行血畅，而疼痛自止。

（2）脱发。侯某，男，21岁。于2007年9月21日以"脱发渐加重2年"到门诊诊治。症见头发脱落、稀疏、头皮瘙痒、油脂分泌多、头屑多，舌质红、苔薄白，脉沉滞。辨证：瘀阻络脉，发失所养。方药：柴胡10g，当归10g，白芍10g，川芎6g，桃仁10g，红花10g，赤芍15g，桔梗6g，（炒）枳壳6g，怀牛膝15g，羌活10g，独活10g，（炒）苍术12g，连翘10g，甘草6g。服上方23剂，脱发症状减轻，油脂分泌减少，仍头痒，头屑较多。守上方去独活，加（制）何首乌15g，墨旱莲20g，防风10g。服上方25剂脱发基本消失，新发渐生。

按：张老师认为，关于脱发各医书皆言血亏、血燥，不知皮里肉外血瘀，阻塞血路，新血不能养发，故发脱落，法应行气活血。瘙痒可酌加祛风药如防风、蒺藜等，防风为风药之润剂、治风之通药，一取祛风止痒，二取"高巅之上，唯风药可到"之义；头发干燥，酌加麦冬、石斛、（制）何首乌以滋阴养血；油脂分泌多，酌加羌活、（炒）苍术、连翘以燥湿散结。

三、张磊主任医师临床经验介绍

张跃华

张磊主任医师从事中医医疗、教学和管理工作50余载，其医德高尚，善用经方，组方严谨，擅治疑难杂症。笔者有幸师从张老师学习，受益匪浅。兹就其临床部分经验略加整理，介绍如下。

1.治头面之疾善用轻灵之剂

头居人之颠顶，为诸阳之会，又为"元神之府"。风、热、火为阳邪，无论其外感或内生，感之则易袭阳位。张老师提出，头面之疾多实少虚，多热少寒。由于其病在上部，故在治疗上当采用轻灵之剂，吴鞠通指出："治上焦如羽，非轻不举。"张老师自拟谷青汤经长期应用，屡用屡效。药物组成：谷精草30g，青葙子15g，决明子10~30g，蔓荆子、薄荷（后下）、菊花（后下）、酒黄芩、牛蒡子各10g，甘草、蝉蜕各 6g。临床上适用于风热上扰清窍或肝经有热之头晕头痛、偏头痛、眼胀目赤、眼眶痛、耳鸣脑鸣、面目浮肿、鼻渊鼻痛或伴便秘口苦、失眠躁热，舌尖红、苔薄白或薄黄、脉稍数有力等症，相当于现代医学血管神经性头痛、紧张性偏头痛、高血压性头晕头痛、鼻炎鼻窦炎、内耳性眩晕、神经性耳鸣等病。该方特点是药物轻灵，多为凉散之味，适应证广，且价格低廉。临床应用时，眼胀加夏枯草、茺蔚子；头痛加川芎、白芷；头晕加荷叶等。

2.治脾胃之病善用"运通疏达"之方

中焦为脾胃中土之居，肝胆则位其旁，脾主运化，胃主受纳，肝（胆）主疏泄。在脏腑功能特点上，脾气以升为顺，胃气以降为和，肝胆以调和为畅，脾胃与肝胆有木土相克相侮的关系。张老师提出，"脾虚不在补，而在运，即使补也要晚补"，"腑以通为用，胃以通为补"。临床上，肝气多犯脾，胆气多犯胃。故治疗脾胃病宜用"运、通、疏达"之剂。综观张老师临床用药，多选用越鞠丸、大柴胡汤、小柴胡汤、逍遥散、柴胡疏肝散、丹参饮、二陈汤等方加减。如脘腹痞满、纳呆食少、烧心泛酸、口苦便干、呃逆少寐等症，证属肝脾壅郁不和，选用越鞠丸加味治之。张老师认为，此方虽为气、血、痰、火、湿、食等六郁而设，但辨证关键为肝（胆）脾（胃）不和而致郁滞，即木土壅郁，其中气、血、火主要责之肝胆，湿、痰、食主要责之脾胃。虽分六郁，实则互为影响，不可孤立看待。临床上，张老师对此方的应用可谓得心应手，桴鼓相应。他还强调，在治疗胃肠疾患时，可适当加用大黄以提高疗效，因腑气一通，则胃气得降，郁滞可消。

3.治虚证失眠善用清滋之品

张老师对失眠的诊治颇有经验。临床上常辨证选用越鞠丸、逍遥散、黄连温胆汤、血府逐瘀汤、天王补心丹、酸枣仁汤、清宫汤、磁朱丸、三仁汤等。他自拟经验方眠安汤，组方合理，用之多效。药物组成：百合30g，生地黄、茯苓、竹叶各10g，麦冬20~30g，灯心草3g，炒酸枣仁、生龙骨（先煎）、生牡蛎（先煎）、浮小麦各30个，炙甘草10g，大枣（切开）6~10枚。证属阴血不足、神明失养，或兼心火上炎，或兼肝阳上亢，或兼肾精不足者均可以此方加减使用。临床上，因短暂失眠而就诊者并不多，常为长期失眠影响心身健康和工作生活者而求医。故此失眠多虚少实，且失眠愈重愈久，阴血暗耗愈甚，运用此方，甚为合理。临床应用上，心火盛者可加黄连、栀子；肝火盛者可加龙胆草、黄芩；夹瘀热者加胆南星；肾精不足者可加黄精、女贞子等。

4.治疗长期便秘善用濡润之味

便秘的治疗常用导泻剂、润肠剂和促进肠蠕动等方剂。导泻剂如大承气汤、小承气汤；促进肠蠕动的方剂如补中益气汤、六磨汤；润肠剂如济川煎、麻子仁丸、增液汤等。长期便秘多见于老年人或经产妇女。对其治疗若仅使用导泻药物，虽可图一时之快，但往往愈泻愈秘，耗伤正气。张老师自拟润肠汤，对于阴血不足、津枯肠燥之便秘效果较佳。他认为，对此类便秘，或兼见脘腹胀满、不思饮食、恶心消瘦、燥热乏力等症者，均应以治便秘为主，大便一畅，诸症自除。药物组成：槐角、制何首乌、川牛膝、决明子、炒火麻仁、肉苁蓉各30g，槟榔、香橼各10g，当归、炒麦芽各15g，临床也可根据病情适当加入大黄、苦杏仁、炒莱菔子、炒枳实、瓜蒌等药。但在服药方法上，张老师提出，服药取效后逐渐延长服药间隔时间，逐渐停药。

四、运用经方治疗内科疑难杂病经验

邢海燕

张磊主任医师是全国第二批老中医药专家学术经验继承指导老师之一，已从医近60载。张老人品高洁，谦虚仁爱，尊崇中医典籍，博览群书，广采众长，潜心治学，严谨勤勉，故而医术精湛，学验俱丰。张老临证常用经方以起顽疾奇病，疗效卓著。张老常言：经方虽然数量不大，但内容博大精深，组方严谨，君臣佐使分明，理深意奥，疗效的显著性和可靠性是历代医家所公认的，故有"能起大病者经方也"之说，只要用之得当，药证相符，则效如桴鼓。笔者在学习、整理张老的临床经验的过程中，为其灵活运用经方辨治内科疑难杂病的思路和奇效所深深折服，现略举数则如下，与同道共飨。

1.咳嗽案

孙某，女，47岁。间断性咳嗽40余年，每至秋末发作，冬季较甚，夏季自愈。发作期间，昼轻夜重，甚则难以入眠，且喉中发痒，痰多清稀。多方求医治疗40余年效不佳。观其神色形态无明显病容表现。方选小柴胡汤加味，药用：柴胡、半夏、黄芩、党参、五味子各9g，甘草6g，生姜9g，大枣4枚。上方服1剂后即能安然入眠，服4剂后咳嗽已去大半，继服数剂而病愈。

按：本证并没有小柴胡汤证的典型症状，但张老认为本证为风寒之邪挟津液上聚于膈中，以致数十年缠绵不愈，服众多治咳之剂不效，故需另辟新径以治之。虑及小柴胡汤虽为和解少阳的主方，主治半表半里之证，但少阳经统主三焦及胆，三焦化气行水的功能有赖少阳枢机的疏达。且忆陈修园《医学实在易》中有"胸中支饮咳源头，方外奇方勿漫求，更有小柴加减法，通调津液治优优"的论述，《伤寒论》中也有"若咳者去人参、大枣、生姜，加五味子半升，干姜二两"的垂训，故根据患者的具体情况，以小柴胡汤只增五味子一味治之，使三焦通，津液行，咳自愈。此方竟能起数十年之咳于数日，可见小柴胡汤的妙处无穷。

2.水肿案

张某，男，31岁。患者3年来全身不能触碰，触之即肿，约数分钟后即消失。平时担水则肩肿，走路用力过重则足肿，拍巴掌则手肿，不受外界气候变化的影响。就诊时在其皮肤上轻轻划一下，该处立即肿起来，握一下手，手也立即肿起来。饮食、睡眠、二便等均正常。多方求医不效，以为奇病。方选桂枝汤合小柴胡汤加味，药用：桂枝、白芍、柴胡、黄芩、党参、半夏各9g，丹参15g，葛根12g，徐长卿、生龙骨、生牡蛎各30g，甘草6g，生姜9g，大枣4枚。上方连服20剂，即告痊愈。

按：本证无寒热，无痛痒，唯以触之则肿、旋即消失为特点。桂枝汤、小柴胡汤虽然没有这样的主治证，但就病性而言，张师认为此为营卫不和、三焦气化失调所致。桂枝汤虽为主治太阳中风表虚证的方剂，但太阳主一身之表，统辖周身肌肤，小柴胡汤如前所述，统主三焦气化，切中本证周身触之即肿的病情，故取二方合而治之，以冀阴阳协调，上下通和，表里畅达。药后果收预期之效。

3.头痛案

刘某，男，40岁。10余年前因野外作业夜间受寒后常感背部发凉，未予诊治。1个月前又因受寒出现头痛，以前额疼痛为主，痛势剧烈，常睡中痛醒，伴恶寒、发热，热退后背部发凉更甚，全身也有怯寒之感。更有奇者，患者额前、耳后和鼠蹊处均有小结节，大如指腹，小如黄豆。他医曾用细辛、石膏、桃仁、红花、当归、川芎之类药物治疗，非但无效，又出现肢体浮肿、纳呆症状。来诊时观其舌苔薄白，脉有浮紧之象。方选麻杏薏甘汤合麻黄附子细辛汤加味，药用：麻黄、杏仁各9g，薏苡仁30g，炙甘草、制附子各9g，细辛6g，羌活、白芷、陈皮各9g。2剂后，遍身絷絷汗出，头痛大减，结节大消，身轻体畅。上方附子加至12g后继服2剂，仍絷絷汗出，痛处有汗，不痛处则无汗，头痛及结节消失殆尽。又以桂枝汤加味，药用：桂枝、白芍各9g，炙甘草6g，生姜9g，大枣4枚，制附子12g，细辛4.5g，黄芪21g，当归9g。3剂后，全身发痒（此前已数月身未发痒），诸症消失，病告痊愈。

按：张老四诊合参，认为本证为素体阳虚、外感风湿。风湿在表，故有寒热、头痛之症，阳虚寒甚，气血凝阻，则见头面部小结节。风湿在表，宜从汗解，故以麻杏薏甘汤以解表祛湿。湿易伤阳，况患者素体阳虚，易从寒化，故用麻黄附子细辛汤以温经扶阳散寒，加羌活、白芷以增强温散风寒之力。后以调和营卫之桂枝汤，酌加补益阳气、兼散寒湿之品以善其后。共服药7剂，顽疾竟愈。

4.积聚案

曹某，女，24岁。2个月前，因家事生气后在右上腹内生一肿块，初如鸡蛋大小，逐渐大如小碗，走路伸不开腰。按其肿块，形圆而质较硬，边缘整齐光滑，触之不移，压之不痛。观其舌苔无明显异常，诊其脉沉实有力。体质良好，饮食尚可，无寒热，但精神压力大。当地医院疑为肝癌，来郑州经某大医院超声波及肝脏CT检查提示：肝无占位性病变，肿块与肝不连，性质不明，医院皆动员做手术治疗。方选桂枝茯苓丸加减，药用：桂枝15g，茯苓12g，芍药、丹皮各9g，水蛭12g，䗪虫9g，昆布、海藻各15g，远志、炮穿山甲各9g，制马钱子0.3g。6剂后，肿块大消，质变软。而后在此方基础上去远志或去穿山甲，加生薏苡仁、附子、大黄、冬瓜仁等，后又加黄芪以扶正。如上调治2个月而愈，愈后又获生子之喜，健康如常。

按：此病为积聚中之积证，为气滞痰凝血瘀所致。张老取桂枝茯苓丸加减化裁治疗，增入薏苡仁、附子、大黄、冬瓜仁等味，又取薏苡附子败酱散和大黄牡丹皮汤之意。方中寒热并投，攻补兼施，对蕴郁结聚之邪，能推陈出新，共奏祛痰行水、软坚散结、活血祛瘀之功，故获满意疗效。

5.结语

以上仅为张老验案中的4例，但已足见张老用经方之巧，亦足见经方之神妙。张老启迪笔者要重视《伤寒论》《金匮要略》的学习，温故知新，要细读经书，探精入微，认真体会，注意考诸家得失，排众说纷纭，不宗一家之言，不遵一派之偏，做到心中不惑，胸有成竹，临证方能得心应手。

五、张磊老师的大医情怀和大家风范

许东升

大河奔流，不舍昼夜，岁月更迭，名医辈出。现年86岁的河南中医学院第三附属医院张磊老师，为1958年河南中医学院建校时的首届学生，1946年开始研习中医学，67载孜孜追求，67年医海遨游，他以学识渊博、治学严谨、立论独特、辨证精准、疗效神奇、医德高尚、德高望重、教书育人、甘为人梯的大医精神，在中原医林矗立起一座令人仰止的高山、一座德术双馨的丰碑，也必将在中医发展史上留下重重一笔。

1.大医大家

作为张老的学生，大学期间就有幸聆听他的"黄帝内经"教学。当时他是黄帝内经教研室主任，也是主讲老师。高古深奥的古典巨著，张老深入浅出，旁征博引，娓娓道来，生动有趣，深受后学喜爱。笔者在他的启蒙中领悟了中医经典的无穷魅力，收获了终身受益的思想营养。20世纪80年代初的张老已经蜚声中原杏林，他熟记背诵经典著作和数百首经方时方的功底，更是在全校传为美谈，奉为楷模。

作为一名高校教师，张老无愧于名师称号！作为医生，张老即便在任职河南省原卫生厅副厅长5年期间，依然没有间断坐堂临诊，其患者遍及中原各地、海内海外。坚实的中医药根基、丰富的临床经验、独特的辨证思想，在他遣方用药中得以完美体现：方精、药少、量小、效奇，让众多患者啧啧称赞，叹为神医，其精、其妙、其机、其巧让跟师学习的学生们叹为观止。张老经常说：疗效才是硬道理，疗效是中医的生命力。作为一名医生，张老无疑是四方名医。长期的教学、医疗、研究实践，不懈的厚德博学、承古拓新，张老以卓越的中医成就收获了一系列荣誉和嘉奖：从教研室主任到教务处长，从卫生厅副厅长到全国党代会代表，从河南中医学会会长到河南中医事业终身成就奖，从国家级名老中医到首届全国中医药传承特别贡献奖，从全省老干部先进个人到全国第二批老中医药指导老师，从河南优秀医师奖到中华中医药学会科技二等奖等，从国医大师到感动中原年度教育人物，张老用他的孜孜追求、杰出成就书写了大医大家的大写人生。

2.大医情怀

做医生不易，成大医则难之又难。古今之成大医者，必当有大医情怀。但凡接触过张老的人，都会为张老广博的大医情怀所感动和敬佩！张老一切为患者着想，常常告诫他的学子们要怀有大慈恻隐之心，修患者至上之德。孙思邈的《大医精诚》之名篇佳句，更要求尊为座右铭，张老是这样说的，也是这样做的。笔者在大学期间，就开始给张老介绍患者，笔者老家在农村，乡亲患病来到郑州，总想随时看病及时返乡，张老师不管在门诊还是在家中，都会热情接待、认真检查，每次都满意而回。岂不知张老对所有患者都是如此，不管贵贱贫富，更不问远近亲疏，一视同仁。患者中也有富豪达官，他们会问张老有什么事情需要帮忙，张老总是一笑婉拒，不向患者伸手张口。记得有一次陪张老远道出诊，途中谈及中医药发展现状，张老忧患之心、担当之情溢于言表。曾经的全国十一届党代会代表、卫生厅副厅长任上任下，无论江湖庙堂，张老都以中医药事业为己任，四处奔走呼号，八方运筹谋划，力倡挖掘传承，力推强省建设，力促中医复兴。20世纪80年代，河南省县级中医院建设走在全国前列，就是张老的力作。为了传承中医，他向河南省中医管理局和河南中医学院力倡在大学生中开办仲景学术思想传承班，亲任指导老师，该班2009年在河南中医学院数千名大学生中海选开办，首批40名学生2014年毕业，考研上线率达到92%以上，学生扎实的基本功和人文素养在全校多次活动中很好展现。相继创办的平乐正骨传承班和中药传承班也得到了学生、家长、企业及社会各界的好评。可以说，河南中医药发展的每一座里程碑上，无不浸透着张老辛勤的汗水和心血。张老甘于清贫、乐于淡泊。到他家中，会为一代大医的安贫乐道之情愫所感染，斑驳褪色的上世纪的老家具和电器，修了又修；穿了多少年的旧衣服，洗了又洗。很多时候出席重要会议穿的还是30年前的中山装。同样在张老家中，还会为满屋的书香、满案的书稿、满墙的字画和墙上挂的二胡所震撼，这就是张老的追求，这就是张老的情怀。张老生活简朴，从不浪费奢侈；但是在汶川地震、非典肆虐、学生困难、患者困顿之时，他会毫不犹豫，伸出援手，赈灾济贫，扶困救厄。

3.大家风范

成为一个专家本须倍加努力，成为一个大家更是难上加难。大医必怀大医情，大家自有大家风。之所以能够成为大家，必当勤求古训、博采众方，虚怀若谷，胸藏万卷；必当吸纳百家、融会贯通，善于总结，勇于创新。中医是张老的最爱。他说："人生之路千万条，条条道路通成功，当你选择了中医，你就应该义无反顾，坚忍不拔，坚持不懈。"成为一代名医没有捷径，通文通理、更要通医，善学善悟，更要养德。张老就是杰出典范。读书是张老每天的必修内容。他常说自己是一个杂家，是一个凡人，每一本好书都会给自己力量和智慧、感悟和创新。他嗜书如命，博览群书，专于医学，涉猎百科，范围涵盖诗词歌赋、天文地理、诸子百家。张老在他的《夜读》诗中写道："学浅常愁技不精，凝神攻读又三更；书中要语多圈点，夜静灯明心益明。"他经常受邀给全校学生讲座，讲得最多的就是劝大家多读书、读好书、会读书。他的临证思辨六要、临床治疗八法及"动、和、平"学术思想，无不闪耀着中医理论与百家融通的创新思维。对于自己的学术总结和传承，张老主张学风必须端正、态度必须严谨，不求量的叠加，但求质的飞跃。张老老骥伏枥，坚持带徒带教，每次出诊，学生最多的诊室肯定是张老的诊室。张老对学生学习要求严格，生活关怀备至，既教书，又育人，既传道，又修身。他所培养的学生基本功扎实、综合素质高，一批又一批走向全国各地，深受好评，不少已经成为一方名医、单位骨干和行业高手。

繁忙工作之余，除了看书写书，张老还有不少雅好，如：书法、诗歌和二胡等。他目前是河南省书法家协会的资深会员，他创作的《医馀诗声》诗歌集，具有高深的造诣。学校迎新年晚会上张老的二胡独奏《二泉映月》赢得了全场雷鸣般的掌声。张老超凡的大家风范，更体现在他的谦虚。他常说："学无止境、医海无涯，我做得很不够，还有很多知识需要补充，还有很多疑难病症需要征服，还有很多医学难题需要突破。"他为人谦和、和蔼可亲、平易近人，真可为今世后人之师表。

张老80岁生日时，他曾咏诗一首："虽是耄之年，身心尚健全；坐堂疗众患，论道课群贤；马老途能识，松苍性更坚！"其胸怀、其风骨、其境界，可窥大家风范之一斑。今年，86岁的张老精神矍铄、思维敏捷，老骥伏枥，壮心不已，每天应诊，勤耕不辍。我们深深为老人祝福，向老人致敬！

时间	纪事
1929年4月21日	出生于河南省信阳市固始县，幼上私塾，诵读经史。
1947年—1952年9月	拜张炳臣老中医为师，学习中医，出师后在家悬壶。
1952年9月—1958年9月	参加工作，先后在联合诊所、固始县祖师庙公社卫生院、郭陆滩乡卫生院工作，任郭陆滩乡卫生院院长。
1958年9月—1964年7月	考入河南中医学院，为首届本科生。
1964年7月—1983年3月	大学本科毕业，留校任教，先后任内经教研室主任，医教部副主任，教务处副处长、处长。
1976年11月，47岁	论文《漫谈药量大小变化对治疗的意义》，发表于《河南中医学院学报》1976年第4期。
1977年1月，48岁	论文《运用活血祛瘀法的体会》，发表于《河南中医学院学报》1977年第1期。
1977年8月12日至8月18日，48岁	当选中国共产党第十一次全国代表大会代表，出席中国共产党第十一次全国代表大会。
1979年1月，50岁	论文《浅谈人身中之水火》，发表于《河南中医学院学报》1979年第1期。
1979年3月，50岁	论文《略谈小柴胡汤桂枝汤方证及其在临床上的运用》，发表于《河南中医学院学报》1979年第3期。
1981年1月，52岁	论文《谈治病求本》，发表于《河南中医》1981年第1期。
1982年6月，53岁	专著《〈产鉴〉注释》由河南科学技术出版社出版，由张磊、庞春生、冯明清、唐宋、赵安业、王国斌、周文献、洪素兰、万长兰注释。
1983年3月—1988年5月	任河南省卫生厅副厅长，关注并推动了县级中医院的建设与发展，亲自制定了"盖庙请神"计划，实现了县县建中医院的目标，逐步完善河南省县级中医院的基础设施建设和人才队伍建设。任河南中医学会会长、河南省中药学会会长，河南省中药新药评审委员会委员，《中国卫生事业管理》杂志编委会编审，中华全国中医学会河南分会第二届理事会理事，河南省卫生厅第二、三届药品审评委员会委员，《河南中医》编委，《中医研究》杂志社顾问。

时间	纪事
1983年9月，54岁	《河南省名老中医经验集锦》由河南科学技术出版社出版，收录张磊淋证、心烦、虚风、乳痈等验案。
1988年5月（59岁）至今	在河南中医学院第三附属医院（后为河南中医药大学第三附属医院）国医堂坐诊。
1994年10月，65岁	《河南省当代名医内科学术精华》由河南科学技术出版社出版，收录张磊治疗内科杂病验案、经验。
1997年3月，68岁	被国家人事部、国家卫生部、国家中医药管理局遴选为"全国第二批老中医药专家学术经验继承工作指导老师"，孙玉信、张登峰二位同志入门拜师。
2002年，73岁	《党的生活》杂志刊发了《他心里只有病人》，介绍张磊事迹。
2003年1月，74岁	由国家中医药管理局老中医药专家学术继承工作办公室和南京中医药大学编著，江苏科学技术出版社出版的《方药传真——全国老中医药专家学术经验精选》收录张磊学术经验。
2005年5月，76岁	"十五"国家科技攻关计划"基于信息挖掘技术的名老中医临床诊疗经验及传承方法研究（名老中医学术思想、经验传承研究）"之"张磊学术思想及临证经验研究"（2004BA721A01Z70）立项，课题负责人为张磊高徒孙玉信主任医师，课题组成员有张登峰、宋红湘、韦大文、朱珊、姜枫等。
2006年12月，77岁	在中华中医药学会中医药传承会议（广州）上获首届"中医药传承特别贡献奖"。
2007年5月，78岁	《中国中医药报》2007年5月11日以《大医精诚，杏林楷模》为题介绍张磊事迹。
2007年8月，78岁	科研成果《张磊学术思想及临床经验研究》获河南省中医药科技成果奖一等奖。
2007年12月，78岁	获（越人杯）第三届"河南省优秀医师奖"，河南省卫生厅、河南省中医管理局下发通知，号召全省卫生系统向先生等先进模范人物学习。
2008年1月，79岁	《名老中医处方墨宝》由华夏出版社出版，收录张磊处方墨宝。
2008年6月，79岁	荣获"河南中医事业终身贡献奖"。
2008年8月，79岁	《东方今报》、"中新网河南新闻"等刊载《张磊：中医内科教授，河南中医学院三附院"老神仙"》，介绍张磊事迹。

时间	纪事
2008年9月，79岁	张磊学术经验集《张磊临证心得集》由人民军医出版社出版，全书28万字，分四篇介绍了张磊的临证心得。
2008年9月，79岁	《全国名老中医学术思想荟萃——河南中医学院专集》由人民卫生出版社出版，收录张磊学术思想和临证经验。
2009年1月，80岁	科研成果《张磊学术思想及临证经验》获中华中医药学会科学技术奖二等奖。
2009年2月，80岁	《当代名老中医典型医案集·内科分册（上册、中册、下册）》由人民卫生出版社出版，收录"十五"国家科技攻关计划"名老中医学术思想、经验传承研究"课题研究的名老中医医案，其中收录张磊暴咳、胃脘痛、腹痛、劳淋、痹证、痿证、发热、汗证、头痛等验案。
2009年，80岁	向河南中医学院领导建议成立"仲景实验班"，培养传统中医人才，开班以来已培养600余人。
2009年9月，80岁	先生诗词专著《张磊医馀诗声》由中医古籍出版社出版，全书8万字，收录张磊诗词201首。
2010年3月，81岁	《名老中医之路（续编）·第2辑》由中国中医药出版社出版，收录张磊《张磊：走正岐黄路，护好杏林春》医话。
2010年11月，81岁	国家中医药管理局11月9日发布通知，确定了包括22位国医大师和159位名老中医在内的181名专家成为2010年全国名老中医药专家传承工作建设项目专家，张磊名列其中，张磊名医工作室成立。
2011年8月，82岁	《生活之友·益寿文萃》登载《名老中医张磊的"三三四"养生法》，介绍张磊养生观点。
2012年，83岁	张磊名医工作室网站注册上线，为广大中医爱好者提供了学习平台，为患者提供服务。
2012年4月，83岁	4月27日《河南日报》登载《中、西医的诊疗对话》，介绍张磊对于如何避免过度检查、过度治疗等中医、西医都要共同面对的热点问题的看法。
2012年12月，83岁	《豫鲁名老中医临证录》由人民军医出版社出版，收录《张磊治疗中医杂病临证经验》。
2013年1月，84岁	诗歌专著《张磊医馀诗声》（第二版）由中医古籍出版社出版，全书5万字，收录张磊诗词396首。

时间	纪事
2013年12月，84岁	专著《〈产鉴〉新解》由河南科学技术出版社出版，由张磊、庞春生、冯明清、唐宋、王国斌、周文献、洪素兰注释。
2013年12月，84岁	入选第二届国医大师推荐人选。
2014年11月，85岁	中华中医药学会第六次全国会员代表大会在北京举行，张磊获得中华中医药学会"中医药学术发展成就奖"。
2015年7月，86岁	7月10日"走正岐黄路 护好杏林春——张磊教授医学人生报告会暨艺术展演、图书捐赠仪式"在河南中医学院图书馆新馆隆重举行，做《我的人生守则》报告：一是堂堂正正做人，尽力做到不愧天、不愧地、不愧人；二是老老实实干事，做事情公私都要一个样，不虚伪，不奸诈，认真求实，任劳任怨；三是勤勤恳恳学习，向他人学习，向书本学习，向个人学习，勤字为先。
2015年8月，86岁	张磊诗歌专著《张磊医馀诗声（续篇）》由河南科学技术出版社出版，全书15万字，收录张磊诗歌165首。
2016年2月、6月，87岁	2月24日《大河健康报》刊登《87岁名老中医张磊教授——0元处方治大病》，介绍张磊"方精、药少、量小、效奇"临床经验。6月17日刊登《名老中医张磊谈养生："三平、三勤、四知"》，介绍张磊养生经验。
2016年4月、5月，87岁	《河南商报》连续刊发《大国医之张磊（一）·大医大儒》（2016年4月27日）《大国医之张磊（二）·暖男张磊》（2016年5月16日）等文章介绍张磊的诗意人生。
2017年6月，88岁	当选为第三届国医大师。